Jörg-Rüdiger Sieck
Wohnen im Alter

Jörg-Rüdiger Sieck

# Wohnen im Alter

Zeitgemäße Alternativen
für einen neuen Lebensabschnitt

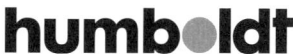

**Bibliografische Information der Deutschen Nationalbibliothek**
Die Deutsche Nationalbibliothek verzeichnet diese Publikation
in der Deutschen Nationalbibliografie; detaillierte bibliografische Daten
sind im Internet über http://dnb.ddb.de abrufbar.

ISBN 978-3-89994-166-1

Der Autor: Der Journalist Jörg-Rüdiger Sieck hat zahlreiche Artikel über das Thema „Wohnen im Alter" veröffentlicht. In diesem Buch steckt viel eigene Erfahrung: Mit 57 Jahren suchte er selber nach einem altersgerechten Wohnmodell und hat sich im Zuge dessen mit allen aktuellen Wohnvarianten intensiv beschäftigt.

3,99 (12,90) €

© 2008 humboldt
Ein Imprint der Schlüterschen Verlagsgesellschaft mbh & Co. KG,
Hans-Böckler-Allee 7, 30173 Hannover
www.schluetersche.de
www.humboldt.de

Lektorat:           Dagmar Fernholz, Köln
Covergestaltung: DSP Zeitgeist GmbH, Ettingen
Innengestaltung: akuSatz Andrea Kunkel, Stuttgart
Titelfoto:          Mauritius
Satz:               PER Medien+Marketing GmbH, Braunschweig
Druck:              Grafisches Centrum Cuno GmbH & Co. KG, Calbe

# Inhalt

# Einführung

*„War das schon alles?" Von dieser Frage werden die meisten von uns früher oder später nahezu überfallen. Meist so um die 50. Und in diesen Worten steckt vieles drin.*

Beruflich haben wir das Potenzial voll ausgeschöpft und alles erreicht, was uns möglich war. Oder wir haben die Frustrationen über die verpatzte Karriere längst weggesteckt und uns in der gegebenen Situation mehr oder weniger gut eingerichtet. Die Kinder sind aus dem Haus, zumindest jedoch auf dem Sprung in ihr eigenes Leben, an dem wir mit etwas Glück als Zuschauer teilhaben dürfen. Oder wir haben den richtigen Zeitpunkt für unseren Nachwuchs aus den unterschiedlichsten Gründen längst verpasst. Dieser Zug ist also abgefahren, wobei hier nicht von den unrühmlichen „Nachahmern" eines Charly Chaplin die Rede sein soll, die mit 80 Jahren noch die Stirn haben, Verantwortung für ein Neugeborenes übernehmen zu wollen. Oder von 60-jährigen „Großmüttern" die sich mit Hilfe der modernen medizinischen Möglichkeiten nochmals zu „Müttern" päppeln lassen.

Andere nahezu unlösbare Aufgaben bereiten vielen in der Lebensphase um 50 Kopfzerbrechen: Die Eltern oder der noch lebende Elternteil haben ein Alter (75+) erreicht, in dem sie in den eigenen vier Wänden nicht mehr allein zurechtkommen. Haben wir anfangs noch Einkäufe und Behördengänge für sie erledigt, später die eine oder andere Pflegeleistung für sie in Anspruch genommen, stehen wir jetzt vor der Alternative, sie zu uns zu holen oder ins Alten- und Pflegeheim gehen zu lassen. Meist bleibt nur das letztere, zumal wir uns nicht zweiteilen können, Arbeit und Pflege kaum miteinander vereinbar sind. Die moderne Arbeitswelt lässt uns praktisch keinen Freiraum, um noch Angehörige zu betreuen.

Mit denkbar schlechtem Gewissen suchen wir die bestmögliche Heimunterkunft aus und sehen später bei unseren Besuchen unsere schlimmsten Befürchtungen bestätigt: Es gibt sie eben nicht, diese paradiesische Heimat für die letzten Lebensjahre, in denen die Menschen rundum gut versorgt und betreut werden. In den Zeiten von staatlich verordnetem Sparzwang und Gewinn-optimierung der häufig privatwirtschaftlich geführten Heime sind minutiös durchgeplante Pflegevorgaben geschaffen worden, die Pflegekräfte und Alte gleichermaßen an den Rand des Zumut-baren gedrängt haben. Eine reiche Gesellschaft wie die bundes-deutsche hat ihre Alten – und natürlich diverse andere Randgrup-pen – nahezu im Stich gelassen. Vergessen ist, dass der heutige Reichtum gerade dieser Altersgruppe zu verdanken ist, sie wird in vielen Fällen einfach nur noch „verwahrt" – alles andere erscheint zu teuer.

Wer so etwas mit eigenen Augen sieht, wer die aufkeimende Wut darüber erlebt hat, an diesen Umständen „auf die Schnelle" nichts ändern zu können, der macht sich auf die Suche nach Wohn-Alternativen für das eigene Alter. Und in dieser Situation befinden sich derzeit die elf Millionen 50- bis 60-Jährigen der Republik, daneben bereits jüngere und natürlich viele im Alter über 60 Jah-ren. Die meisten von uns wollen ihre Selbstständigkeit bis ins hohe Alter gesichert wissen und im Fall des Falles auf die Hilfen zugreifen können, die der jeweiligen Lebenssituation entsprechen – selbstbestimmt und ohne die Bevormundung einer nachfol-genden Generation.

**Deutsche Bevölkerung 2006**

| Altersgruppe | Bevölkerung | Anteil in Prozent |
|---|---|---|
| Insgesamt | 82 314 906 | 100,0 |
| Unter 20 Jahre | 16 203 730 | 19,7 |
| 20 – 50 Jahre | 34 699 257 | 42,2 |
| 50 – 60 Jahre | 10 808 684 | 13,1 |
| 60 Jahre und älter | 20 603 235 | 25,0 |

*Quelle: GeroStat – Deutsches Zentrum für Altersfragen, Berlin*
*Basisdaten: Statistisches Bundesamt, Wiesbaden – Bevölkerungsfortschreibung*

**Deutsche Bevölkerung 2030 und 2050**

| Altersgruppe | 2030 | | 2050 | |
|---|---|---|---|---|
| | In Millionen | In Prozent | In Millionen | In Prozent |
| Insgesamt | 78,0 | 100 | 69,7 | 100 |
| Unter 20 Jahre | 13,0 | 16,7 | 10,7 | 15,4 |
| 20 – 59 Jahre | 36,9 | 47,2 | 31,4 | 45,1 |
| 60 Jahre und älter | 28,1 | 36,1 | 27,6 | 39,5 |

*Quelle: Statistisches Bundesamt (mögliche Bevölkerungsentwicklung bis 2050 auf Basis der 10. koordinierten Bevölkerungsvorausberechnung, Variante 7; Annahmen: Nettozuwanderung pro Jahr 100 000 Personen, Anstieg der Lebenserwartung bis 2050 für Männer von 75,4 auf 82,6 Jahre und für Frauen von 81,2 auf 88,1 Jahre)*

Das bedarf rechtzeitiger Planung und vor allem eines gesunden Selbstbewusstseins und Durchsetzungsvermögens. Und dies ist in der genannten Altersgruppe vorhanden, haben doch viele bereits zu Zeiten der 1968er und in den vielen späteren Protestbewegungen alternative Wohnformen erprobt. Auch wenn so etwas damals häufig im Chaos endete, das Wissen ist vorhanden und steht allen zur Verfügung. Und es ist gefragt! Wir stehen ohne Zweifel am Anfang einer Bewegung, die in einigen wenigen Jahren unsere Gesellschaft verändert haben wird. Bereits heute existieren zahllose Gruppen – verschiedentlich orientiert und organisiert –, die bezahlbare Wohnformen für das Alter gefunden haben. Und die Nachfragen beweisen es genauso wie die unterschiedlichen Studien: Immer mehr „junge Alte" – dieser Begriff steht für die aktive Mehrheit der 50- bis 75-Jährigen – wollen ihre Zukunft selbst in die Hand nehmen, eine Zukunft, die immerhin oft ein Drittel der Lebenszeit ausmachen wird. Fast jeder hat damit bald die Wahl zwischen herkömmlichen Wohnmodellen und neuen Ideen – ganz individuell „gestrickt" oder in der (Zweck-)gemeinschaft mit anderen.

Die Demoskopen haben bereits vor Jahrzehnten Alarm geschlagen. Ihren Berechnungen zufolge wächst die Zahl der Alten (gemeint sind hier die über 60-Jährigen) in Deutschland im Verhältnis zur übrigen Bevölkerung dramatisch an. Dies liegt grob gesagt zum einen daran, dass in der Wohlstandsgesellschaft immer weniger Nachwuchs gewünscht wird, zum anderen daran, dass durch ausreichende Ernährung und Fortschritte in der Medizin immer mehr Menschen 60 Jahre und älter werden. Und nicht nur das: Betrug die Rentenbezugsdauer 1970 noch durchschnittlich elf Jahre, waren dies 2003 bereits fast 17 Jahre. Eigentlich erfreuliche Zahlen, doch die Überalterung der Bevölkerung hat zur Folge, dass die sozialen Systeme (Rente, Krankenversicherung, Pflege) nach den heutigen Regeln (Umlagevertrag) nicht mehr finanzierbar sein werden oder dies schon sind. Kamen 2002 noch 44 Alte

## Altersaufbau: 1950

## Altersaufbau: 2050

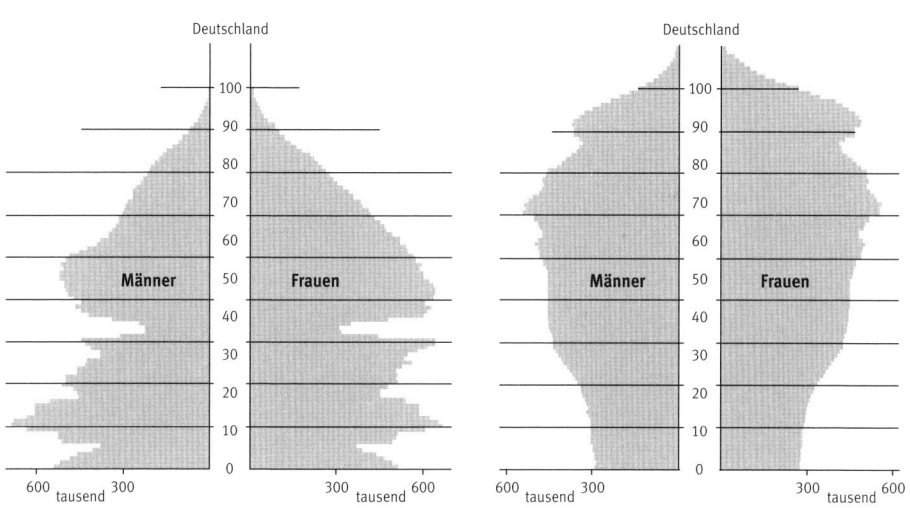

*Noch 1950: Wenige Alte, viele Junge (bis auf die Kriegstoten). Ein wahrscheinliches Modell von 2050 weist dagegen einen hohen Anteil alter Menschen aus.*

© 2003 Statistisches Bundesamt, Wiesbaden

auf 100 Personen im erwerbsfähigen Alter (20–59 Jahre), werden es 2030 bereits 76 und 2050 gar 87 sein (Quelle: Statistisches Bundesamt). Geht man davon aus, dass längst nicht alle 20- bis 59-Jährigen arbeiten, ernährt demnächst also ein Erwerbstätiger einen Rentner. Diese Entwicklung ist nicht auf Deutschland beschränkt. Auch im europäischen Raum sind die demographischen Prozesse mit denen in Deutschland vergleichbar.

**Im Mittelalter wurden nur 5–10 % der Menschen älter als 60 Jahre.**

In der EU wird der Anteil der 65-Jährigen und Älteren in ähnlichem Umfang ansteigen wie in Deutschland. So nimmt ihr Anteil nach einer Eurostat-Bevölkerungsprojektion (2004) in der EU (25 Länder) von 15,7 Prozent (2000) auf 30,3 Prozent (2050) zu.

### Gesellschaftliche Veränderung

*„Denn der unaufhaltsame, sich von Tag zu Tag beschleunigende Verfall der Bevölkerung, die Überalterung unserer Gesellschaft, die graue Revolution wird das Antlitz Europas stärker verändern als die französische, die russische oder die osteuropäische Revolution, wird größere gesellschaftliche Veränderungen anrichten als der Erste und Zweite Weltkrieg zusammen."* (Quelle: Volker Faust, nach: Tichy, 2001)

Die Politik hatte auf diese Entwicklung anfangs kaum eine Antwort. Noch in den 1990ern war der Kernsatz des damaligen Ministers für Arbeit und Soziales Norbert Blüm (CDU): „Die Renten sind sicher!" Doch das bezog sich auch damals schon allenfalls auf die Garantie des Staates für die Rentenzahlungen. Betrachtet man die Rentenhöhe, mussten Rentner spätestens mit der Rot-Grünen-Koalition (1999–2005) bittere Einschnitte in Kauf nehmen. In Zukunft ist damit die Sicherung des Lebensstandards im Alter allein durch die gesetzliche Rentenversicherung nicht mehr gewährleistet. Diese Entwicklung mag dazu beitragen, dass sich die Menschen heute in einem früheren Lebensalter mit der Planung für die „alten Tage" beschäftigen. Und das ist mehr als wichtig. Denn je früher wir uns damit auseinandersetzen, je früher wir Lebensqualität ab 60 + planen, desto eher finden wir eine geeignete Wohn- und Lebensform, in der Selbstbestimmung und Selbstständigkeit kein Fremdwort bleiben.

**Ältere Menschen müssen finanzielle Einbußen hinnehmen.**

Denn auch die Erwartungen, die ein älterer Mensch an sein Leben stellt, haben sich geändert. In der Regel handelt es sich um aktive Menschen, die noch keine Lust haben, sich auf ihren Ruhestand vorzubereiten oder, wenn sie sich schon in diesem befinden, diesen in einem Heim zu verbringen. Vielmehr wollen sie ihre Zeit aktiv und sinnvoll gestalten. Doch nicht nur in der Freizeitgestaltung hat sich dieses Denken verankert, auch das Heim an sich wird als Wohnform mehr und mehr abgelehnt, wohl auch wegen seines nicht allzu guten Rufes. Mehr und mehr ältere Menschen möchten nicht vereinsamt in einer abgeschotteten Heimwohnung leben, sondern bevorzugen integrierte Wohnformen, sei es mit Gleichaltrigen oder in so genannten Mehrgenerationenhäusern. Natürlich ist dies von verschiedenen Faktoren abhängig: Sowohl die eigene Gesundheit, die Familiensituation als auch die Vermögensverhältnisse spielen dabei eine Rolle.

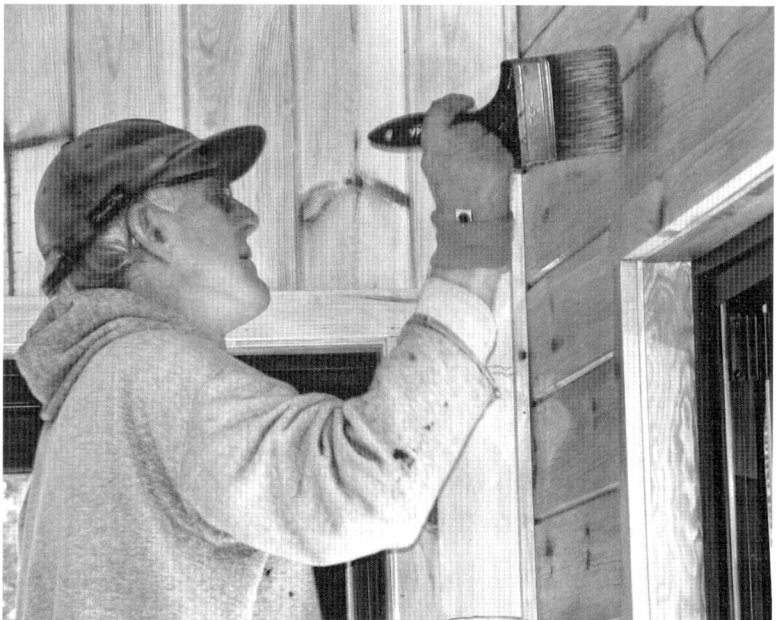

**Das Alter hat viele Gesichter. Immer mehr Menschen über 65 gestalten ihr Leben aktiv und holen Träume nach.**

Die Gestaltung der alternativen Wohnformen vor dem Hintergrund des demographischen Wandels stellt jetzt und in Zukunft eine übergreifende Aufgabe für Politik, Stadt-, Verkehrs- und Sozialplanung, Wohnungsbaugesellschaften und den einzelnen Bürger dar. In Zukunft werden sich die Wohnformen am Markt durchsetzen, die besondere Qualitäten für den dritten Lebensabschnitt bereithalten und Angebote für persönliche Lebenslagen machen.

Vom alternativen Wohnen im Alter träumen viele. Seit 20 Jahren gibt es in Deutschland Bestrebungen, auch im Alter selbstbestimmte Wohnformen jenseits von Familie und Altenheim zu ermöglichen. Dieser Ratgeber möchte Ihnen Entscheidungshilfen an die Hand geben und stellt Ihnen vorhandene, wegweisende und nachahmenswerte Projekte vor.

# Leben in den vertrauten vier Wänden

*Das Alter und das Altern hat viele Gesichter. Mit 50+ fühlen wir uns noch jung und werden allenfalls an das Älterwerden erinnert, wenn die eigenen Eltern mit Ende 70 auf Hilfe im Alltag angewiesen sind oder pflegebedürftig werden. Bis Mitte/Ende 70 ist die Mehrheit der „jungen Alten", wie sie genannt werden, meist selbstständig, fit, unternehmungslustig und nicht nur modisch interessiert.*

In der „Berliner Altersstudie", einer grundlegenden interdisziplinären Untersuchung des Max-Planck-Instituts für Bildungsforschung über die Situation alter Menschen in Berlin zwischen 70 und 103 Jahren wurde mit vielen in der Öffentlichkeit grassierenden Klischees über die Vorstellungen vom Alter aufgeräumt. Zwei Drittel aller Befragten fühlen sich gesund, über zwei Drittel meinen, dass sie ihr Leben selbst bestimmen können, und fühlen sich selbstständig und unabhängig. Mehr als neun von zehn alten Menschen haben noch ausgeprägte Lebensziele. „Die größte Kulturleistung eines Volkes sind die zufriedenen Alten", sagt man Japan. Und zufrieden, das sind die meisten, solange sie wegen Pflegebedürftigkeit, die über Nacht kommen kann, nicht ins Heim müssen.

Alter ist also nicht gleich Alter. Da gibt es die jungen Alten zwischen 60 und 75, die alten Alten und die Hochbetagten ab 80. „Alter heißt nicht zwangsläufig, gebrechlich und hilfsbedürftig zu sein", lautet eine Erkenntnis der Autoren, die den dritten Altersbericht im Auftrag der Bundesregierung verfasst haben. Vielmehr unterscheiden sich ältere Menschen stark in ihrer körperlichen und seelisch-geistigen Leistungsfähigkeit, in ihren Interessen und in der Gestaltung ihres Alltags. In der Tat: Die „Alten" von heute kann man nicht in einen Topf werfen. So verschieden die Lebensgewohnheiten in jungen Jahren waren, so unterschiedlich bleiben sie, wenn Menschen die 60 überschritten haben. Die jungen Alten nehmen es heutzutage immer mehr selbst in die Hand, wie sie wohnen und leben möchten, und ihre Ideen werden in zunehmendem Maße auch in die Realität umgesetzt. Zwischen dem Leben von gesunden und rüstigen Betagten im Eigenheim und dem Leben in einer stationären Pflegeinstitution gibt es zahlreiche andere Wohnformen.

**Früher hießen über 60-Jährige „die Alten", heute „Senioren", „Best Ager", „50+" „Generation Gold" oder „Silver Ager".**

## Lange die Selbstständigkeit bewahren

Wohnen und Leben im Alter – bei dem Gedanken daran haben viele immer noch das Bild des trostlosen Dahinvegetierens im Alten- oder Pflegeheim vor Augen. Gegenüber Alten- und Pflegeheimen gibt es Ängste: Das stark regulierte Leben, die oft einheitliche Ausstattung und den nur begrenzt persönlichen Lebensraum empfinden viele als bedrückend. Doch die offizielle Pflegestatistik belegt, dass erst jenseits des 80. Lebensjahres Gebrechlichkeit im Alter zu einem häufig auftretenden Phänomen und zur Last wird. Die Tatsache, dass über drei Viertel aller Hochbetagten zu Hause in ihrer Wohnung leben, ist kaum bekannt. Wohnen im Alter bedeutet also nur für eine Minderheit „Wohnen im Heim". Im Jahr 2000 lebten gerade einmal vier Prozent der über 65-Jährigen in einem Heim. Der weitaus größte Teil – rund 90 Prozent – verbringt die ersten 15 bis 20 Jahre im Anschluss an das Berufsleben unabhängig von Hilfe und Pflege in der eigenen oder gemieteten Wohnung, in der sie oft schon Jahrzehnte gelebt haben. Nach der Pensionierung stehen den allermeisten noch viele aktive Lebensjahre bevor, die sie möglichst selbstbestimmt gestalten möchten. Auch in Zukunft wird dies so bleiben. In der Tat: Nur die wenigsten Menschen stellen mit 65+ ihr Leben

**Über drei Viertel aller Hochbetagten leben zu Hause in ihrer Wohnung.**

noch einmal völlig auf den Kopf und fangen neu an – in einer anderen Umgebung und neuem Lebenskonzept. Die Mehrheit will – ob mit Partner oder später womöglich allein – in der vertrauten Umgebung bleiben, dort, wo die Nachbarn bekannt sind, dort, wo Freunde, Bekannte und Kinder wohnen und das Umfeld, wie beispielsweise die Geschäfte, vertraut ist. Dort, wo man sich heimisch fühlt.

Wie will ich im Alter wohnen? Sind meine jetzigen vier Wände geeignet, sollte ich hilfsbedürftig werden? Diese und weitere Fragen wurden 500 Schauenburgern (Landkreis Kassel) über 40 anlässlich der Studie „Älterwerden in Schauenburg" gestellt. Durchgeführt wurde die Untersuchung 2006 vom Fachbereich Sozialwesen der Universität Kassel. Die Ergebnisse bestätigen, was ein altes Sprichwort über alte Bäume und ihre Verpflanzung sagt: Am liebsten würden die meisten Befragten in der bisherigen Wohnung wohnen bleiben. Doch gerade Frauen befürchten, dass sie pflegebedürftig werden könnten. Hilfe aus den altershomogenen Nachbarschaften ist unwahrscheinlich. Das betrifft insbesondere Bewohner von Einfamilienhäusern, die gebaut wurden, als ihre Kinder klein waren – meist in der Hoffnung auf ein gemeinsames

Wohnen mit Kindern und Enkelkindern unter einem Dach im Alter. Doch die berufliche Mobilität der Kinder machte diese Hoffnung zunichte. So haben von den über 60-Jährigen mit Kindern schon 15 Prozent keine Familienmitglieder im Umkreis von 100 Kilometern mehr. Daher und aus anderen Gründen versprechen sich nur knapp über die Hälfte der Befragten Hilfe im Alltag durch ihre Familie.

Wenn also ein Umzug unausweichlich wird, wohin wollen die meisten dann ziehen? Für zehn bzw. zwölf Prozent der Befragten erschien der Umzug in ein Pflegeheim oder eine altengerechte Privatwohnung kaum attraktiv. Das unter Senioren populäre Betreute Wohnen kommt dagegen für ein Drittel der Studienteilnehmer in Frage. Überraschenderweise erwägen 38 Prozent aber auch für Senioren noch außergewöhnliche Wohnformen: Dazu gehört das organisierte Wohnen mit anderen Generationen oder der Umzug in eine Wohngemeinschaft auch ohne Familienmitglieder: Ein Zeichen für das große Bedürfnis nach Gemeinsamkeit im Alter.

**Wohnformen älterer Menschen (65+) in Deutschland**

| | |
|---|---|
| Normale Wohnung | 93 % |
| Heim | 4 % |
| Traditionelle Altenwohnung | 1 % |
| Betreutes Wohnen | 2 % |
| Gemeinschaftliches Wohnen | 0,01 % |
| Ambulant betreute Pflegegruppen | 0,01 % |

*(Quelle: 2. Altenbericht der Bundesregierung)*

Für jene älteren Menschen, denen es körperlich und geistig gut geht, die aktiv und gesellig sind, ein soziales Umfeld haben und oft mit einem Lebenspartner zusammenleben, braucht es eigentlich keine speziellen Wohnformen. Aber was ist, wenn der Ehepartner, die Partnerin stirbt? Wenn körperliche oder geistige Fähigkeiten abnehmen, wenn man nicht mehr einfach mit dem Auto ins Einkaufscenter fahren kann, wenn man plötzlich einsamer wird? Manchmal wird die Frage über Nacht zum Thema. Eine Krankheit, ein Unfall, der Verlust des Partners oder der Partnerin, kann Sie vor eine völlig neue Lebenssituation stellen. Dann ist es gut, wenn Sie zumindest gedanklich schon einige Vorarbeit für den Fall der Fälle geleistet haben. Verschieben Sie die Entscheidung über eine angemessene Wohnform nicht zu weit in die Zukunft.

## Geeignete Wohnräume finden

Damit Sie in Ihren vier Wänden möglichst lange selbstständig und unabhängig von Betreuung leben können, brauchen Sie Wohnräume, in denen Sie sich sicher und geborgen fühlen und ausreichend Gestaltungs- und Bewegungsfreiheit haben. Häufig aber sind die Wohnungen nicht stufenlos zu erreichen oder die Bleibe im 2. Obergeschoss muss zu Fuß erklommen werden, weil ein Aufzug fehlt. Im Bad gibt es keine barrierefreie Sanitärausstattung, sondern eine Badewanne, die – weil viel zu hoch – nicht genutzt werden kann. Schmale Zimmertüren behindern den leichten Zugang zu den Räumen und hohe Schwellen erweisen sich nur zu oft als Stolperfallen. Wie sieht es in Ihrer Wohnung aus? Bereitet Ihnen jetzt, wo Sie den Haushalt noch allein bewältigen, schon irgendetwas Schwierigkeiten? Dann sollten Sie über eine Änderung des Zustands nachdenken. Oder kommen Sie problemlos zurecht?

*Heimisch*
*Ich wünsche mir im Alter, dass ich solange wie möglich in meiner eigenen Wohnung bleiben kann. Hier haben mein Mann und ich 20 Jahre gelebt, bis er dann vor zwei Jahren gestorben ist. Hier erinnert mich alles an ihn. Auch die Nachbarn wohnen schon so lange hier. Man kennt sich und hilft sich, wenn jemand krank ist. Wenn zum Beispiel jemand nicht einkaufen oder das Rezept vom Arzt holen kann, springt einer von uns ein. Und wenn mir die Decke auf den Kopf fällt und ich wieder mal traurig bin, weil mein Mann nicht mehr da ist, kann ich bei den Nachbarn klingeln. Für eine Tasse Kaffee haben sie immer Zeit. Das möchte ich nicht missen.* D. Schuster, 73 Jahre

Wer bis ins hohe Alter – viele Menschen über 90 leben noch in ihren eigenen vier Wänden – in der gewohnten Umgebung wohnen bleiben möchte, tut gut daran, seine Wohnung rechtzeitig zu prüfen und gegebenenfalls an die individuellen Bedürfnisse anzupassen bzw. einen Umzug ins Auge zu fassen. Auch wenn Sie mit 60 + noch „fit wie ein Turnschuh" sind, sollten Sie in Erwägung ziehen, dass vielleicht irgendwann kleine Einschränkungen Ihr Leben verändern können. Nicht immer wohnen die Kinder in der Nähe, auf deren Hilfe man zurückgreifen könnte. Viele leben aus beruflichen Gründen hunderte von Kilometern entfernt. Auch wenn Sie planen, aus dem eigenen viel zu großen Haus in eine kleinere Wohnung zu ziehen, ist es sinnvoll, sich vorher genau zu überlegen, was Sie wollen und wo Ihre individuellen Bedürfnisse liegen. Muss es unbedingt die große Altbauwohnung mit der hohen Decke und den riesigen Fenstern sein, die Sie schon jetzt nicht allein putzen können, oder wäre nicht eine praktische Neubauwohnung oder eine altersgerecht umgebaute Wohnung

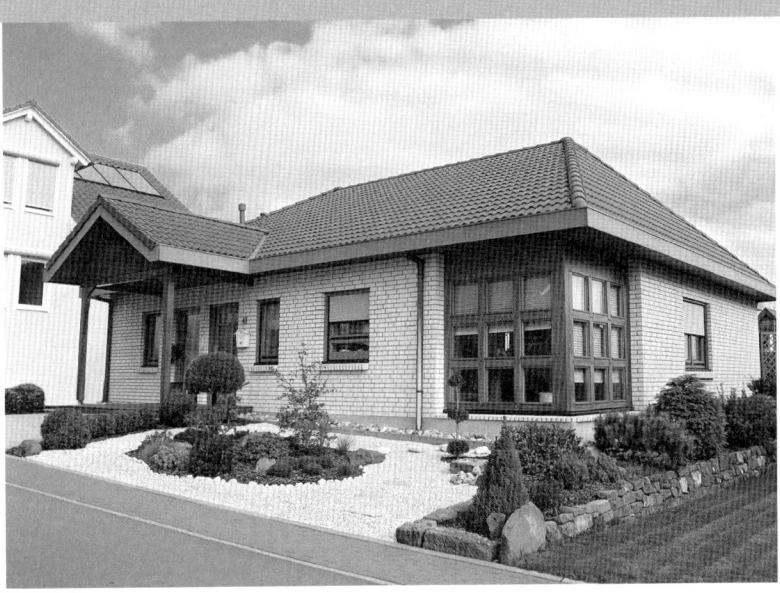

**Altersgerechte Wohnqualität lässt sich in einem Bungalow bestens umsetzen.**

die bessere Alternative? Lebenssituation, Gesundheitszustand und persönliche Bedürfnisse, aber auch finanzielle Möglichkeiten sind bei der Frage nach der Wohnform im Alter zu berücksichtigen. Je früher Sie sich mit der Frage Ihrer persönlichen Wohnform im Alter befassen, desto freier sind Sie in Ihren Entscheidungen. Die meisten Merkmale einer altersgerechten, barrierefreien Wohnung sind übrigens auch für jüngere Menschen von Vorteil. Denn auch mit 20 kann man über eine viel zu hohe Schwelle stolpern und sich etwas brechen.

Die folgende Checkliste hilft Ihnen, nicht nur die Wohnung, sondern auch die Umgebung auf den Prüfstand zu setzen. Beide müssen bestimmte Kriterien erfüllen, damit Sie auch dann noch weitgehend normal weiterleben können, wenn Ihre Mobilität ab- und ihre Hilfsbedürftigkeit zunimmt. Ebenso wichtig ist ein anregendes Umfeld, in dem sich leicht Kontakte zu anderen Menschen knüpfen lassen und in dem Sie soziale Unterstützung und

Nachbarschaftshilfe finden. Die Möglichkeit, am gesellschaftlichen Leben teilzuhaben, ist einer der wichtigsten Faktoren für die Lebensqualität im Alter.

## Checkliste: Wohnung auf dem Prüfstand

— Ist die Wohnung altersgerecht? Küche und Bad sollten barrierefrei ausgestattet sein. Liegt die Wohnung Parterre oder befindet sich zumindest ein Aufzug im Haus? Sind die eigenen vier Wände nur über Treppen zu erreichen, kann eine Gehbehinderung dazu führen, dass Sie nicht mehr oder nur unter erschwerten Bedingungen oder mit Hilfe das Haus verlassen können.

— Ist die Wohnung großzügig geschnitten? In engen, verwinkelten Räumen und schmalen Fluren fällt es schwer, sich mit einer Gehhilfe oder einem Rollstuhl fortzubewegen. Außerdem sind sie sehr viel schwieriger zu reinigen. Sind Fenster, Heizkörper oder Balkon bzw. Terrasse gut zu erreichen? Gibt es Schwellen und Stufen in der Wohnung, die behindern können?

— Wie ist das Umfeld? Gibt es in der Nähe eine Bushaltestelle? Auch wenn Sie jetzt noch mit dem Auto unterwegs sind, sollten Sie in Erwägung ziehen, dass Sie vielleicht irgendwann auf öffentliche Verkehrsmittel angewiesen sind. Gibt es genügend Einkaufsmöglichkeiten, die Sie zu Fuß erreichen können? Befindet sich ein Arzt in der Nähe, der Sie im Falle einer Erkrankung auch zu Hause besuchen kann? Wie weit entfernt ist das Krankenhaus?

— Wie ist das kulturelle Angebot? Gibt es Treffpunkte in der Nähe oder lassen sich Restaurants, Theater oder Volkshochschule mit dem Bus erreichen? Wohnen Freunde und Familienangehörige in der Umgebung? Wer zu den „jungen Alten" gehört, lässt diesen Aspekt oft außer Acht. Denken Sie daran, dass Sie unter Umständen weniger beweglich werden und Hilfen in Anspruch nehmen müssen. Gibt es in der Nähe einen Park zum Spazierengehen? Auch das kann wichtig werden, wenn weite Wege nicht mehr möglich sind.

– Stadt oder Land? Viele träumen davon, nach dem Berufsleben aufs Land zu ziehen. Wer davon träumt, sollte daran denken, dass meist weite Wege mit dem Auto erforderlich sind, um einzukaufen, zum Arzt zu gehen oder ein Restaurant zu besuchen. Die Ruhe auf dem Land kann darüber hinaus schnell in die Isolation treiben, wenn Freunde nicht mehr in der Lage sind, Sie zu besuchen. Möchten Sie Ihren Traum dennoch wahr machen, sollten Sie für die Zeit, in der das Landleben nicht mehr möglich ist, Vorsorge treffen.

Wenn Sie die Fragen für sich befriedigend beantwortet haben, Ihre Wohnung Ihnen alle Möglichkeiten offen lässt, länger darin zu leben – auch wenn Hilfe nötig wird – haben Sie das Glück, bereits in einer der begehrten altersgerechten Wohnungen leben zu können. Andernfalls – Ihre Wohnung weist kleinere Mängel auf, aber Sie möchten unbedingt darin wohnen bleiben – können Sie sich über eventuell notwendige Maßnahmen zur Wohnungsanpassung Gedanken machen. Schließlich können Sie überlegen, ob nicht ein Umzug in eine andere Wohnung sinnvoller wäre. Und das so früh wie möglich. Denn ein Umzug ist eine anstrengende Sache, die mit 65 noch leichter zu bewerkstelligen ist als mit 80.

## Alternative: Wohnraumanpassung

Im Zuge der demographischen Entwicklung ist davon auszuge-
hen, dass die Nachfrage nach altersgerechten Wohnungen stetig
anwachsen wird. Mit zunehmendem Alter müssen wir alle damit
rechnen, mit körperlichen Einschränkungen konfrontiert zu werden. Am häufigsten sind chronische Erkrankungen, körperliche
Behinderungen als Folge von Hirnschlag oder Sturzunfällen, Seh-
behinderung, Durchblutungsstörungen, Herzprobleme oder rheu-
matische Erkrankungen. Mit einer baulich angepassten Wohnung
kann in vielen Fällen die Selbstständigkeit bis zu einem hohen
Grad lange erhalten bleiben.

Für die barrierefreie Gestaltung von Wohnungen und Wohngebäuden gibt es die DIN-Norm 18025. Hierin sind detaillierte Maße
angegeben, wie eine barrierefreie Wohnung geplant werden sollte.
Sofern man Fachleute für planerische oder handwerkliche Aufgaben einsetzt, sollten diese die DIN-Norm kennen und beachten.

Die wichtigsten Inhalte der DIN 18025 Teil 2, Barrierefreie Woh-
nungen:
— Die Wohnung und die Nebenräume (Waschkeller, Abstellraum)
  sind ohne Stufen und Schwellen zu erreichen.
— Treppen und Rampen sind beidseitig mit Handläufen ausgestat-
  tet, die über Anfang und Ende der Treppe/Rampe hinausragen.
— Alle Türen haben eine Durchgangsbreite von mindestens 80 cm.
— Im Bad gibt es vor WC und Waschbecken eine Bewegungsfläche
  von mind. 120 mal 120 cm.
— Es gibt einen stufenlos begehbaren Duschbereich.

- Wände im Bad sind tragfähig, so dass sie nachträglich mit Haltegriffen ausgerüstet werden können.
- Die Badezimmertür schlägt nach außen auf.
- Der Balkon ist stufenlos erreichbar, maximal ist eine Schwelle von 2 cm erlaubt.
- Wichtige Bedienelemente (Lichtschalter, Türgriffe, Steckdosen, Heizkörperventile) sind in einer Höhe von ca. 85 cm angebracht.

Auch ganz ohne Umbaumaßnahmen lässt sich das Leben in den eigenen vier Wänden sicherer machen.

Oft reichen bereits kleinere Veränderungen:
- Vielleicht ist Ihre Bewegungsfreiheit durch zu viele oder ungeeignete Möbel eingeschränkt? Auch wenn es sehr schwer fällt, sollten Sie sich dann von dem einen oder anderem Stück trennen, das Ihnen im Wege steht.
- In der Küche bringen in Sicht- und Griffhöhe angebrachte Hängeschränke viel Beinfreiheit und Platz für einen Arbeitsstuhl. Viele Hausarbeiten lassen sich auch im Sitzen erledigen.
- Der Fußbodenbelag sollte rutschsicher sein, Brücken gegebenenfalls entfernt werden.
- Handläufe an beiden Seiten der Treppen bieten Ihnen mehr Sicherheit.
- Haltegriffe im Bad erleichtern das Aus- und Einsteigen in die Badewanne.
- Das Entfernen von hohen Schwellen beseitigt potenzielle Stolperfallen.
- Fällt das Aufstehen oder Hinlegen schwer, sollten Sie über ein neues Bett nachdenken. Stellen Sie das Bett so auf, dass es von

drei Seiten gut zugänglich ist, dann ist optimale Pflege auch bei etwaiger Bettlägerigkeit gewährleistet.

– Die mitunter hohe Schwelle zum Balkon lässt sich mit einer kleinen Rampe überbrücken. Für den Balkon selbst lässt sich ein leicht abbaubares Holzgestell zimmern, um den Boden dort etwas anzuheben.

– Kabel sollten nicht frei auf dem Boden liegen. Es sind wahre Stolperfallen.

Reichen kleinere Veränderungen nicht aus und müssen Umbaumaßnahmen durchgeführt werden, sollten Sie eine realistische Lösung finden, die Ihren Bedürfnissen entspricht, die sich umsetzen lässt und mit der Sie für die kommenden Jahre sicher und komfortabel wohnen können. Leben Sie in einer Mietwohnung, sollten Sie das Gespräch mit Ihrem Vermieter suchen.

**Bevor Sie die Wohnung behindertengerecht umbauen lassen: Beim Auszug müssen Sie als Mieter den alten Zustand auf eigene Kosten wieder herstellen lassen.**

Vielleicht ist er bereit, Investitionen im Sinne altersgerechten Wohnens zu tätigen. Eine hindernisfreie Bleibe ist für ältere und behinderte Menschen bequemer, aber auch für alle anderen zukünftigen Bewohner. Denken Sie beim Umbau schon an einen möglichen „Rückbau". Denn wer sich später entscheidet, zu seinen Kindern oder in eine Wohngruppe zu ziehen, muss in der Regel alle durchgeführten Maßnahmen rückgängig machen. Grundsätzlich müssen Sie als Mieter den alten Zustand auf eigene Kosten wieder herstellen lassen, es sei denn, Sie haben mit dem Vermieter etwas anderes vereinbart. Schließen Sie also vor aufwendigen Investitionen mit dem Eigentümer einen schriftlichen Vertrag. Darin kann auch festgehalten werden, dass

Sie einen geeigneten Nachmieter stellen, der Ihre Einrichtung gegen Kostenerstattung übernimmt.

Was in Ihrem persönlichen Fall erforderlich ist, sagt Ihnen die Wohnberatungsstelle Ihrer Gemeinde (Sozial- und Wohnungs- amt) oder kirchliche und freie Wohlfahrtsverbände (siehe Adres- sen). Auch Krankenkassen, Pflegedienste oder Sozialstationen helfen Ihnen weiter. Eine Erstberatung ist meist kostenlos, bereits anerkannte Pflegebedürftige bekommen weitere Kosten von der Pflegekasse erstattet. Für den aufwendigen Umbau eines Bade- zimmers (statt Badewanne bodengleiche Dusche) oder den Einbau eines Treppenlifts gibt es meist Zuschüsse. Bei anerkannter Pflege- bedürftigkeit zahlt die Pflegekasse bis zu 2.557 Euro Zuschuss für eine Maßnahme der Wohnraumanpassung. Weitere Baumaßnah- men werden ebenfalls bezuschusst. Ein formloser Antrag des Versicherten bei der zuständigen Pflegekasse genügt. Wichtig ist, dass vor Beginn der Umbaumaßnahmen die Genehmigung der Pflegekasse vorliegen muss. Andernfalls werden die Zuschüsse nicht gewährt. Eine ärztliche Verordnung ist nicht erforderlich. Die Kosten für Hilfsmittel, zum Beispiel einen Badewannenlift oder einen Rollstuhl, übernimmt die Krankenkasse. Bei Bedürf- tigkeit können Finanzhilfen für die altersgerechte Verbesserung von Wohnraum auch vom Sozialamt gewährt werden.

Wenn Sie in Ihrer Wohnung oder in Ihrem eigenen Haus bleiben möchten und die nötigen finanziellen Mittel haben, empfiehlt es sich, den Umbau möglichst früh an die Hand zu nehmen. Aller- dings schrecken viele davor zurück. Verständlich. Für den Umbau eines Badezimmers müssen Sie beispielsweise einige Tausend Euro hinlegen – und das ist gegebenenfalls erst der Anfang. Wer nicht mit Zuschüssen rechnen kann, scheut sich, das Gesparte – die eiserne Reserve – anzugreifen. Hier ist genaues Abwägen gefragt: Wie teuer kommen die Umbauarbeiten und Veränderungen in der Wohnung und wie teuer wird ein Umzug in eine neue Wohnung, in der bereits alles so ist, wie Sie es sich wünschen? Die Wohnberatungsstellen werden Ihnen helfen, diese Entscheidung zu treffen. Sie arbeiten eng mit Ihnen als Ratsuchenden zusammen, halten darüber hinaus enge Kontakte zu Hauseigentümern, Handwerkern, Ämtern und Behörden. Wohnberatungsstellen freier Träger bieten meist eine unabhängige Beratung an.

### Untervermieten und Wohnungstausch

*Die Kinder gehen längst eigene Wege, ihr Partner ist gestorben und die Wohnung oder das Haus wird Ihnen allmählich zu groß. Sie fühlen sich einsam in Ihren vier Wänden und würden sich über etwas Leben und Unterstützung freuen. Da drängt sich die Idee auf, ein bis zwei Zimmer an eine jüngere oder eventuell an eine gleichaltrige Person zu vermieten. Damit hätten Sie nicht nur einen Beitrag für die Miete, sondern auch mehr Kontakt und Anregung. Vorausgesetzt, die Chemie zwischen Ihnen und der Mieterin, dem Mieter stimmt. Wichtig ist, die gegenseitigen Erwartungen genau abzusprechen. Wollen Sie eine jüngere Person im Haus, damit Sie nicht allein sind oder erwarten Sie darüber hinaus Hilfestellungen (die zum Beispiel mit geringeren Mietkosten entschädigt werden)? Je offener Sie vorher darüber sprechen und je klarer und konkreter die Vereinbarungen sind, desto größer ist die Chance, dass diese Wohnform gelingt und für beide Seiten befriedigend ausfällt. Auch ein Wohnungstausch könnte in Frage kommen. Vielleicht wohnt in Ihrer Nähe eine junge Familie, die Nachwuchs bekommt und*

*händeringend nach einer größeren Wohnung im Viertel Aus-*
*schau hält? Eignet sich die Wohnung der jungen Familie für Sie,*
*ließen sich mit dem Tausch gleich zwei Fliegen mit einer Klappe*
*schlagen. Bewohner von genossenschaftlichen Siedlungen*
*können sich an die jeweiligen Verwaltungen wenden, um in der*
*vertrauten Umgebung eine Mietpartei zu finden, die eine grö-*
*ßere Wohnung sucht.*

## Umziehen zur rechten Zeit

Ist Ihre jetzige Wohnung zu groß, unpraktisch und unfallträchtig
und scheuen Sie den Umbau bzw. die Kosten, ist ein Umzug in
eine altersgerechte, barrierefreie Wohnung sinnvoll. Und zwar,
solange Sie noch fit und flexibel sind. Altersgerechte Wohnungen,
die den Namen auch verdienen, sind allerdings noch immer
unterrepräsentiert, so dass die Suche einige Zeit in Anspruch nehmen kann. Hinzu kommt, dass Ihnen nicht nur die Wohnung,
sondern auch das Umfeld gefallen muss. Am besten ist es natürlich, wenn die neue Bleibe im vertrauten Stadtviertel liegt. Mieter
einer genossenschaftlichen Wohnung oder einer Wohnungsbaugesellschaft haben eher Chancen, eine entsprechende Wohnung
zu finden.

Anders sieht es auf dem freien Markt aus. Barrierefreie Wohnungen sind in Deutschland Mangelware, nur ein Prozent sind für
das Wohnen im Alter tauglich. Zu dieser Feststellung kommt
eine aktuelle Studie des Bundesverbands Freier Immobilien- und
Wohnungsunternehmen in Berlin (BFW), die auf einer Befragung
unter Branchenverbänden aus zwölf europäischen Staaten mit
insgesamt etwa 30 000 Immobilien- und Wohnungsunternehmen

basiert. Von 39 Millionen Wohnungen in Deutschland sind gerade 350 000 altengerecht gebaut. Die Ergebnisse dieser Umfrage decken sich mit denen einer bundesweiten Befragung, die 2006 im Auftrag des Bundesministeriums für Familie, Frauen, Senioren und Jugend in Landkreisen und kreisfreien Städten durchgeführt wurde. Auch diese Studie kommt zu einer durchschnittlichen Versorgungsquote von nur einem Prozent barrierefreien Wohnungen. Bis zum Jahr 2020 prognostiziert der BFW einen Bedarf von 800 000 neu zu bauenden oder zu modernisierenden Wohnungen. Erst damit würde eine Quote von drei Prozent bei den altersgerechten Wohnungen erreicht, in denen gegebenenfalls auch die ambulante Pflege durchgeführt werden kann. Stellt man diesem notwendigen Mindestbedarf von drei Prozent altersgerechter Wohnungen den derzeitigen Wohnungsbau in Deutschland gegenüber, so ergibt sich ein unerfreuliches Bild. Nach Angaben des Statistischen Bundesamts wurden 223 712 Wohnungen im Jahr 2006 neu errichtet. Für 2007 zeichnet sich ein massiver Einbruch des Wohnungsneubaus ab: Für das erste Quartal wurden nur noch 40 000 Baugenehmigungen für den Wohnungsneubau und Maßnahmen an bestehenden Gebäuden erteilt. Dies ist gegenüber 2006 ein Rückgang von mehr als 50 Prozent. Die Abschaffung der Eigenheimzulage Ende 2005 hat diesen Trend beschleunigt. Rechnet man die Zahlen von 2007 über den Wohnungsneubau hoch, so dauert es noch 50 Jahre, bis der notwendige Mindestbedarf von drei Prozent an altersgerechten Wohnungen erreicht sein wird. Das aber auch nur, wenn jährlich zehn Prozent des Wohnungsneubaus barrierefrei gebaut beziehungsweise umgebaut werden.

**Barrierefreie Wohnungen sichern Selbstständigkeit auch für Personen mit Handicaps.**

Offensichtlich wird nicht genug getan – weder von Privaten noch vom Gesetzgeber. Für die Marktchancen altersgerechten Wohnens gilt der alte Satz: Das Angebot schafft sich die Nachfrage. Die deutsche Stadt mit dem größten Angebot an betreutem Wohnen, Freiburg im Breisgau, bietet betreute Wohnanlagen für 15 Prozent ihrer Einwohner über 75 Jahren. In den meisten anderen Städten sind es gerade einmal drei oder vier Prozent. Sehr viel besser sieht es dagegen in den Niederlanden, Belgien und Großbritannien aus. Davon an anderer Stelle (siehe Kapitel „Wohnprojekte bei unseren Nachbarn") mehr.

Wer einen Umzug ins Auge fasst, muss sich also rechtzeitig auf die Suche nach einer geeigneten Wohnung machen. Rund die Hälfte der 1,2 Millionen Berliner über 50 Jahre beispielsweise sind bereit, noch einmal umzuziehen oder ihre Wohnung altersgerecht zu modernisieren. Zu diesem Ergebnis kommt das Berliner Forschungsinstitut Empirica in einer im Auftrag der Norddeutschen Landesbausparkasse (LBS) erstellten Studie, die sich mit Wohnformen der Zukunft für Ältere beschäftigt. Bei den Menschen der Generationen 50 +, die in eine andere Wohnung ziehen wollen, sind vor allem altersbedingte Einschränkungen der Grund für einen Wohnortwechsel. Gefragt sind deshalb altersgerecht ausgestattete Häuser ohne Barrieren, bequemes Erreichen von Einrichtungen, die auf Hilfs- und Pflegebedürftigkeit spezialisiert sind oder auch kleinere Wohnungen, die einen geringeren Arbeitsaufwand bedeuten.

## Vorreiter „Freie Scholle" Bielefeld

Wohnen im Alter nur unter dem Aspekt des barrierefreien Wohnens zu sehen, wäre viel zu eng. Ebenso bedeutsam wie Bewegungsfreiheit in der eigenen Bleibe sind soziale Kontakte und gesellschaftliches Miteinander. Viele Wohnungsbaugesellschaften, aber auch Städte haben dies mittlerweile erkannt. Die Stadt Bielefeld beispielsweise versucht seit einigen Jahren, mit der demographischen Entwicklung Schritt zu halten und verkehrsfreie Innenräume und Wohnungen zu schaffen, die auf die Bedürfnisse älterer und alter Menschen zugeschnitten sind. So hat man in der Baugenossenschaft „Freie Scholle" schon jetzt den Altenanteil, den Demographen für die Stadt Bielefeld erst für 2050 erwarten. In den 5 000 Genossenschaftswohnungen wohnen mehr als 31 Prozent Menschen im Alter von mehr als 60 Jahren. Seit 1988 sorgen Sozialarbeiter dafür, dass die Wohnungen älterer Menschen so ausgestattet sind, dass sie so lange wie möglich darin bleiben können. Um die Leistungen ihrer Altenberatung auszubauen und damit zu verhindern, dass ein Großteil der Menschen die Wohnung verlassen muss, gründete die Freie Scholle im Mai 1990 den Verein Freie Scholle Nachbarschaftshilfe e.V. Sein umfassendes Angebot ermöglicht es auch den hilfs- und pflegebedürftigen Mitgliedern, in ihrer vertrauten Umgebung wohnen bleiben zu können. Der mobile soziale Dienst des Nachbarschaftshilfevereins kann gegen Gebühr angefordert werden, wenn Hilfen für die Bewältigung des Alltags erforderlich sind. Hierzu gehört die Erledigung der Hausordnung genauso wie der tägliche Einkauf oder die Begleitung zum Arzt. Darüber hinaus unterhält der Nachbarschaftshilfeverein verschiedene Gemeinschaftseinrichtungen. Sie bieten den Bewohnern des Stadtteils Raum für selbst organisierte Aktivitäten und tragen so dazu bei, die Gemeinschaft in den Stadtteilen zu fördern und zu stärken. „Sicher wohnen ein Leben lang" ist der Leitspruch der Freien Scholle.

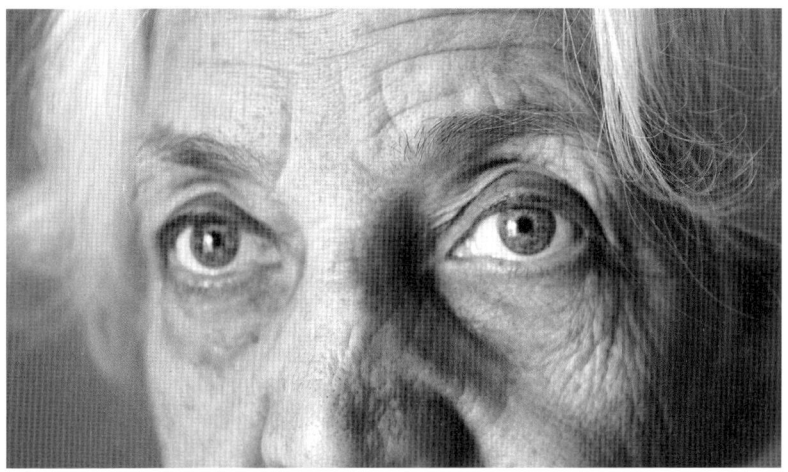

**Leben in den eigenen vier Wänden kann zur Einsamkeitsfalle werden.**

## Vorreiter „Miteinander Wohnen e. V." in Berlin-Lichtenfeld

„Den Jahren Leben geben" ist das anspruchsvolle Motto und zugleich Programm bürgerschaftlicher Mitverantwortung für die vielen allein wohnenden älteren Menschen rund um die Passage in Berlin-Lichtenberg. Der Verein „Miteinander Wohnen e.V." macht es sich zur Aufgabe, gemeinsam mit den dort lebenden Älteren ein unterstützendes soziales Beziehungsnetz zu knüpfen, das auf Selbsthilfe, Verlässlichkeit, Vertrautheit, Zusammengehörigkeit und gegenseitige Hilfe aufbaut. Wichtig ist, die älteren Bewohner und Bewohnerinnen, die meist in kleinen Einzimmerwohnungen leben, vor der drohenden Vereinsamung zu bewahren. Man unterbreitet den älteren Menschen bezahlbare Angebote zur Aktivierung und Unterstützung, damit diese ihr Leben in den eigenen vier Wänden in Zufriedenheit, Selbstständigkeit und Würde gestalten können und möglichst von stationären Einrichtungen unabhängig bleiben. Anders als die „Freie Scholle" entstand das Berliner Projekt aus bürgerschaftlichem Engagement und Nachbarschaftshilfe.

## Vorreiter Bremer Höhe

Als 54 Mieter im Jahr 2000 die Wohnungsbaugenossenschaft „Bremer Höhe" e. G. gründeten und die ca. 49 Gebäude zwischen Schönhauser Allee und Pappelallee erwarben, hatten sie den Anspruch, allen hier wohnenden Menschen eine Lebensperspektive in ihrem Viertel zu geben. Um dieses Ziel zu erreichen, mussten neben familien- und kinderfreundlichen auch altengerechte und behindertenfreundliche Wohnungen geschaffen werden. Die altengerecht ausgebauten Wohnungen befinden sich in einem denkmalgeschützten Haus, in der Buchholzer Straße 22 a, unweit vom S- und U-Bahnhof Schönhauser Allee. Die innerstädtische Lage ermöglicht auch alten und behinderten Menschen eine große Mobilität. Alles Lebensnotwendige kann ganz in der Nähe erworben werden. Zur Verfügung stehen 26 Ein- bzw. Zweizimmer-Wohnungen mit Flächen von 34 bis 71 Quadratmetern. Alle barrierefreien Wohnungen sind vom Fahrstuhl, der ebenerdig erschlossen ist, zu erreichen. Für den Bezug ist kein Wohnberechtigungsschein erforderlich. Es muss keine Kaution und keine Maklergebühr entrichtet werden. Die Mieten sind dauerhaft am Mittelwert des Berliner Mietspiegels orientiert, bleiben also langfristig preiswert. Derzeit zahlen die Bewohner eine Nettokaltmiete von 4,84 Euro/m$^2$ und Betriebskosten von 2,05 Euro/m$^2$ (warm und kalt). Eine Kopplung mit anderen Dienstleistungen (Pflegedienst, Einrichtungen der Genossenschaft) besteht nicht. Die Bruttowarmmieten liegen somit je nach Wohnungsgröße zwischen ca. 240 Euro und 490 Euro.

## Vorreiter „Wohnen für Hilfe"

Es geht auch noch anders. Immer mehr Menschen wollen auch im höheren Alter ihre große Wohnung oder ihr Haus nicht aufgeben. Sie sind nicht pflegebedürftig, benötigen aber doch hier und da Hilfe und Unterstützung und möchten gleichzeitig das Gefühl haben, nicht allein zu sein. Da bietet sich die Alternative „Wohnen für Hilfe" an: Senioren bieten jungen Menschen (in der Regel Studenten) Wohnraum und erhalten dafür Unterstützung und Gesellschaft zu Hause. Die britische Idee des „Homesharing" stammt aus den 1980er-Jahren, in Deutschland war 1990 Darmstadt der Vorreiter. Mittlerweile gibt es „Wohnen für Hilfe" in elf Städten Deutschlands, darunter Köln, Freiburg, Frankfurt und Münster. Aber auch unsere europäischen Nachbarn haben festgestellt, dass „Wohnen für Hilfe" eine sinnvolle Form des Miteinanders ist, von denen beide Seiten profitieren.

### Wohnen für Hilfe in Spanien

*Francisca ist 80 Jahre alt; sie ist Witwe, hat sieben Kinder und viele Enkel. Obwohl sie in Toledo geboren wurde, lebte sie die letzten 30 Jahre in Alicante. Seit 15 Jahren – nachdem ihr Mann gestorben war und ihre letzte Tochter geheiratet hatte – lebt sie allein. Sie hat gute Beziehungen zu ihrer Familie, aber sie möchte gerne weiterhin ein unabhängiges Leben führen, wie sie es gewohnt ist und weil ihr Haus so viele Erinnerungen birgt. Zurzeit teilt sie ihre Wohnung mit Graciela, einer 28 Jahre alten Peruanerin, die gerade beginnt, ihre Doktorarbeit zu schreiben. Graciela ist charmant und macht anderen Menschen gerne eine Freude. Sie hat eine besondere Beziehung zu älteren Menschen, weil sie von ihrer Großmutter erzogen wurde. Vielleicht findet sie deshalb ältere Menschen so sympathisch und schätzt sie so sehr. Francisca und Graciela sind glücklich über ihre Begegnung und teilen gerne ihre Lebenserfahrung. Am Wochenende essen sie manchmal zusammen und tauschen peruanische und spanische Rezepte aus. Francisca drängt uns, sofort nach Gracielas Abreise wieder jemand für sie zu finden, weil sie nicht mehr allein leben kann.*

*(Quelle: Homeshare international)*

Unterstützt wird die Stadt Münster bei „Wohnen für Hilfe" durch die Zuwendungen des Ministeriums für Arbeit, Gesundheit und Soziales des Landes Nordrhein-Westfalen. Die Fachhochschule Münster begleitet das Projekt wissenschaftlich. Christa Reiffer versucht im Wohnungsamt von Münster, Angebot und Nachfrage zwischen Jung und Alt zu regeln. „Wir wollen vor allem die Eigenverantwortung und Selbstständigkeit der Senioren in den eigenen vier Wänden erhalten", erklärt sie die Grundidee. „Es sind die kleinen Dinge im Alltag, wie Rasenmähen, Arztbesuche, Behördengänge oder kleinere Reparaturarbeiten, die plötzlich Überwindung und Anstrengung kosten. Für die neuen Mitbewohner wird weder eine spezielle Ausbildung verlangt, noch müssen Pflegedienste erbracht werden."

Die Faustregel bei „Wohnen für Hilfe" lautet: Pro Quadratmeter Wohnfläche eine Stunde Hilfe im Monat. Dazu kommen die anteiligen Nebenkosten für Strom, Wasser und Heizung. Letztlich ist das aber Verhandlungssache, der Fantasie und Gestaltung sind keine Grenzen gesetzt. Bei so viel Nähe im Alltag muss natürlich die Sympathie zwischen den Wohnpartnern stimmen. Um Gemeinsamkeiten wie Interessen und Hobbys herauszufinden, füllen Senioren und Studenten zunächst einen Bewerbungsbogen aus. Darin können auch Tabus genannt werden. So können viele Konfliktgefahren von vornherein vermieden werden. Sauberkeit, Ruhe oder auch ob der Freund bzw. die Freundin mit im Haus übernachten darf, sind Dinge, die miteinander abgesprochen werden müssen. In persönlichen Gesprächen können sich die zukünftigen Wohnpartner „beschnuppern" und sehen, ob sie auf einer Wellenlänge liegen.

### Wohnen für Hilfe in Darmstadt

*Fünf Jahre lang hatte sie allein im größeren Haus mit Garten gelebt, wo der Mann sich früher um alle handwerklichen Dinge kümmerte. Vor zwei Jahren war Volker, Student der Elektrotechnik an der TU Darmstadt, im Rahmen von „Wohnen für Hilfe" im Souterrain eingezogen. Frau F., 58, über ihre Erfahrungen: „... und da war eben, dass ich einen Hund hatte, dass ich dachte, wenn ich mal weg bin, dass der auch mal betreut wird – und dann waren eben Rasenmäharbeiten und Kehrarbeiten ums Haus und auch Hilfe bei Reparaturarbeiten oder beim Streichen oder, oder ... ich wollte reisen und bin dann eben oft im Jahr nicht da – und das Haus ist versorgt durch Volker, und ich muss mir da keine Gedanken machen: Es bleibt um das Haus sauber ... er sorgt wirklich verantwortungsvoll dafür, dass alles im Lot ist. Und ich kann mir das Reisen erlauben und komme nach Hause und finde rundum alles gepflegt.*

*(Quelle: Homeshare international)*

In einem ähnlichen Projekt in München verfährt man nach einem anderen Prinzip. Hier wird eine Hilfestunde grundsätzlich mit zehn Euro auf den jeweiligen Mietpreis angerechnet, was den Vorteil hat, dass die Bezahlung für alle gleich ist. „Wohnen für

Hilfe" in Köln ist ein Kooperationsprojekt des Zentrums für Heil-
pädagogische Gerontologie der Universität Köln, der Seniorenvertretung der Stadt und des Allgemeinen Studentenausschusses
der Universität. Es wird aus Landesmitteln gefördert. Die Bedürfnisse älterer Menschen sind auch hier unterschiedlich, doch am
häufigsten gewünscht werden Hilfe im Haushalt, wie kochen,
putzen, Gartenarbeit, Betreuung von Haustieren, Gesellschaft
und Freundschaft sowie Sicherheit, zum Beispiel dadurch, dass
jemand im Hause übernachtet.

Die Checkliste des Projektbüros in Köln (siehe Adressen) unterstützt Sie in Ihrer Überlegung, ob diese Form des Wohnens für Sie
in Frage kommen könnte.

### Checkliste „Wohnen für Hilfe"

– Sie empfinden Ihre Wohnung oder Ihr Haus als zu groß?
– Sie möchten weiter in Ihren vier Wänden wohnen bleiben?
– Sie benötigen kleine Hilfen im Alltag, wie zum Beispiel einkau-
  fen, Rasen mähen, Gardinen auf- und abhängen, Versorgung von
  Haustieren etc.?
– Sie sind nicht pflegebedürftig?
– Sie möchten in Gesellschaft sein und nicht mehr ganz alleine
  wohnen?
– Sie möchten selbstständig und eigenverantwortlich leben?
– Sie sind neugierig auf den Kontakt mit einem jungen Men-
  schen?

Wenn Sie offen sind für Neues, Freude am Kontakt mit jungen
Menschen haben und bereit sind für ein bisschen Veränderung,
dann kann eine Wohnpartnerschaft für Sie genau das Richtige

sein. Wer sich für Wohnpartnerschaften interessiert, findet unter der Internetadresse www.homeshare.org/deutsch/worldwide/germany.asp Informationen und Beispiele für Wohnpartnerschaften.

### Wohnen für Hilfe in London

*Frau Fleur Devitt ist Mitte 70 und Witwe. „Als Kind hatte ich Kinderlähmung und deshalb sind meine Arme schwach", sagt Frau Devitt. „Ich brauche tagsüber Hilfe beim Anziehen, Waschen, Kochen, Einkaufen und bei der Hausarbeit. Aber ich möchte in meinem eigenen Heim bleiben, weil ich in dieser Gegend viele alte Freunde habe und ein aktives gesellschaftliches Leben führe. Bezahlte Helfer erfüllen einige meiner Bedürfnisse, aber ich habe mich für eine Wohn-Partnerschaft entschieden, um eine wichtige Lücke zu schließen."*

*(Quelle: Homeshare international)*

## Alternative: Betreutes Wohnen zu Hause

Nicht nur in einem eigens dafür errichteten Haus oder einer speziellen Wohnanlage (siehe Kapitel „Betreutes Wohnen") ist betreutes Wohnen möglich, auch in den eigenen vier Wänden. Betreutes Wohnen zu Hause (auch: ambulantes betreutes Wohnen) kann Ihnen organisierte Service- und Betreuungsleistungen aus einer Hand bieten. Sind Sie auf Hilfe angewiesen sind, aber möchten deswegen nicht sofort in eine betreute Wohnanlage ziehen, können Sie mit einem Anbieter einen so genannten Betreuungsvertrag abschließen. Wesentlicher Bestandteil des Vertrages sind regelmäßige Hausbesuche. Das Leistungsangebot besteht meist aus Grundleistungen, für die eine Betreuungspauschale erhoben wird, und gesondert abgerechneten Wahlleistungen (z. B. hauswirtschaft-

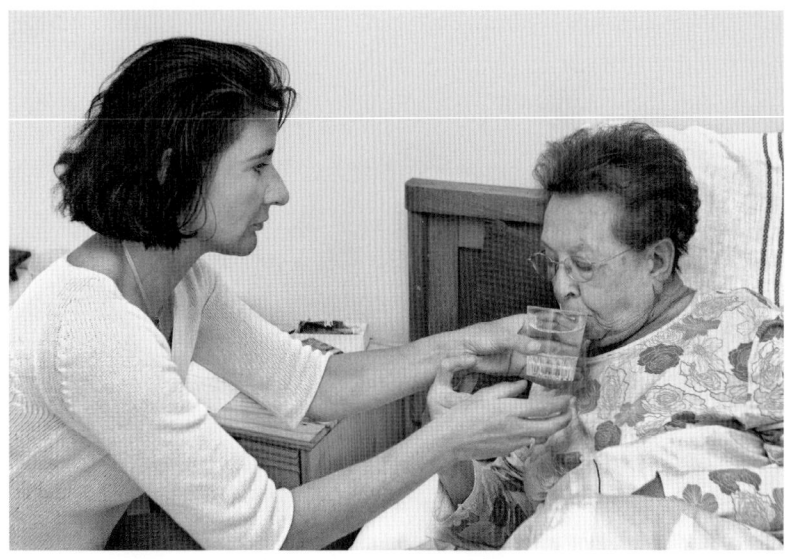

**Häusliche Pflege kann eine Alternative zum Umzug sein.**

liche Hilfe, Einkaufen, Essen auf Rädern, Begleitdienste, Haustier-
dienst), die bei Bedarf in Anspruch genommen werden. Zu den
Grundleistungen gehören: Beratung, Vermittlung und Organisation von Hilfsdiensten und regelmäßiger Besuch.

Leider gibt es bis heute erst wenige Projekte unterschiedlicher
Träger – Wohnungsbaugesellschaften, gemeinnützige Vereine,
Kommunen. Erkundigen Sie sich bei Ihrer Gemeinde. Dienstleis-
ter können sein: Ambulante Dienste und Sozialstationen, Betreute
Wohnanlagen, Betreuungsvereine sowie private Unternehmen.
Ein herausragendes Beispiel ist das SIMBA-Projekt des Sozial-
dienstes Unterpfaffenhofen in Germering (Bayern), das seit 2002
ältere und behinderte Menschen in ihrer Wohnung betreut, um
ihnen trotz Hilfsbedürftigkeit eine eigenständige Lebensführung

zu ermöglichen. Das Projekt zeigt, dass es auf der Suche nach mehr Lebensqualität im Alter, ohne dass die Kosten zwangsläufig explodieren, durchaus kreative Antworten gibt. Da nur noch etwa ein Fünftel der über 75-Jährigen auf ein enges Angehörigen-Netzwerk zurückgreifen kann, sind solche Unterstützungsnetzwerke bei Hilfs- und Pflegebedürftigkeit überaus sinnvoll. Die traditionellen Angebote wie Alten- und Pflegeheime und ambulante pflegerische Dienste werden zwar weiterhin ihren festen Platz im Versorgungssystem haben, aber die Betroffenen und ihre Angehörigen entwickeln in zunehmendem Maße eigene Vorstellungen für die sozialpflegerische Versorgung im Alter. Die monatliche Betreuungspauschale liegt zwischen 95 Euro und 145 Euro, je nach Anzahl der Personen und dem Grad der Pflegebedürftigkeit. Eine Vereinbarung mit dem Sozialamt sorgt dafür, dass auch Bedürftige an SIMBA teilnehmen können.

## Unterstützung und Sicherheit im Alltag

Wird es mit den Jahren schwieriger, den Haushalt allein zu erledigen oder sind gar pflegerische Maßnahmen notwendig, bieten mobile soziale Dienste und ambulante Pflegedienste Hilfe an. In vielen Fällen helfen auch Nachbarn und Bekannte, wenn es um Einkäufe geht, die Sie nicht mehr selbst erledigen können, oder etwa kleinere Reparaturen anfallen. Wohnen Angehörige in der Nähe, übernehmen häufig sie Erledigungen aller Art. Ist dies nicht der Fall, springen die so genannten „Mobilen Sozialen Dienste" ein, damit Sie in Ihrer häuslichen Umgebung bleiben können. Die Mitarbeiter werden meist stundenweise bezahlt: Wer anerkannt pflegebedürftig ist, erhält die Kosten teilweise von der Pflegekasse erstattet, ansonsten übernimmt das Sozialamt bei Bedürftigkeit die erforderlichen Summen.

Die Dienstleistungen der Mobilen Sozialen Dienste umfassen im Allgemeinen:

– Hilfen im Haushalt (zum Beispiel Wohnung putzen, Wäsche waschen)
– Einkaufsdienste
– Begleitdienste (Begleitung bei Arzt-, Behörden-, Friedhofsbesuchen, Begleitung bei Spaziergängen)
– Mahlzeiten-Service (Essen auf Rädern)
– Sonstige Unterstützung (z. B. Botengänge, Reparaturen etc.)
– Ansprechpartner sind die Wohlfahrtsverbände (Arbeiterwohlfahrt, Diakonisches Werk, Deutsches Rotes Kreuz), aber auch die Sozialämter, Kirchengemeinden, Seniorenbüros und Wohnberatungsstellen.

Für Alleinstehende, die auf Hilfe und Pflege in der Wohnung angewiesen sind, ist überdies die Installation eines Hausnotrufs sinnvoll. Der Notruf funktioniert über ein Telefon-Zusatzgerät, das den Hilferuf an eine Notrufzentrale weiterleitet. Meist ist ein so genannter Funkfinger angeschlossen, ein kleiner Apparat mit Notruftaste, der ständig am Körper getragen wird und über den im Notfall sofort Hilfe herbeigerufen werden kann. Aber auch eine selbst organisierte Telefonrufkette – eine Gruppe von bis zu zehn Teilnehmern ruft sich einmal am Tag reihum in einer festgelegten Reihenfolge an – kann Sicherheit geben. Ist einer in der Runde nicht erreichbar, wird nach der betreffenden Person geschaut.

**Mit dem „Funkfinger" können Sie von überall in Ihrer Wohnung per Knopfdruck Hilfe rufen.**

*Alles klappt gut*

*„Ich möchte solange wie möglich zu Hause bleiben. Hier erinnert mich alles an früher. Jetzt, wo ich nicht mehr so gut zu Fuß bin, brauche ich manchmal Hilfe. Die bekomme ich jetzt vom Mobilen Dienst. Ich bin froh, dass alles so gut klappt. Die Mitarbeiter sind nett und haben immer Zeit mir zuzuhören. Da ich nicht besonders gut kochen kann, das hat meine Frau immer gemacht, lasse ich mir jetzt Essen kommen. Ich bin froh, dass ich noch hier leben kann und dass immer mal wieder einer der Nachbarn vorbeikommt."* *H. Christen, 82 Jahre*

Entscheidend ist nicht, wie alt man ist, sondern wie man alt ist, sagt ein schwedisches Sprichwort. Wird zusätzliche Pflege nötig, ist es in vielen Fällen möglich, weiterhin daheim zu bleiben. Ambulante Pflegedienste bieten meist Leistungen der so genannten Grundpflege (Körperpflege, Ernährung, Mobilisation), der medizinischen Behandlungspflege sowie Unterstützung im hauswirtschaftlichen Bereich an. Sie informieren, beraten und kümmern sich bei Bedarf um zusätzliche Hilfen. Daneben informieren und beraten Pflegedienste umfassend bei allen Fragen rund um die häusliche Pflege, kümmern sich um die Beschaffung von Pflegehilfsmitteln oder verleihen sie. Größere Dienste bieten auch Pflegekurse, Krankengymnastik und Rehabilitationsmaßnahmen an und unterstützen zum Beispiel Angehörigen-Gesprächsgruppen. Sie organisieren Fahrdienste, Krankentransporte, manchmal auch Nachbarschaftshilfe, und vermitteln Hilfsdienste wie Mahlzeitenservice. Die großen Pflegedienste sind im Allgemeinen von den Verbänden der freien Wohlfahrtspflege, den Kirchen oder Gemeinden getragene Sozialstationen.

Daneben gibt es immer mehr private Pflegedienste unterschiedlicher Größe. Das Angebot an ambulanten Hilfen ist von Ort zu Ort sehr unterschiedlich. Deshalb ist es ratsam, die verfügbaren Möglichkeiten genau zu prüfen, bevor man sich für einen Dienst entscheidet. Nehmen Sie nicht gleich das erste Angebot an, sondern lassen Sie sich von unterschiedlichen Pflegediensten Informationsmaterial zukommen und vergleichen Sie. Hören Sie sich bei Bekannten um, die bereits einen Pflegedienst in Anspruch nehmen. Der eine oder andere Tipp kann hilfreich sein. Nehmen Sie die Erfahrungen an, die Freunde oder Nachbarn bereits gemacht haben.

## ||| TIPP

Vergleichen Sie die Angebote der Pflegedienste. Vor dem Vertragsabschluss sollten Sie in jedem Fall auf einen kostenlosen Erstbesuch des Pflegedienstes bestehen, um die tatsächlich gewünschte Unterstützungstätigkeit und weitere Anforderungen (wie festgelegte Uhrzeiten) abzusprechen. Wer sicher gehen will, prüft lieber mehrere Anbieter.

Der erste Schritt auf der Suche nach einem geeigneten Pflegedienst ist eine allgemeine Beratung, wie sie etwa die Sozialstationen der Wohlfahrtsverbände anbieten. Manche Gemeinden haben Pflegeberatungsstellen eingerichtet, daneben erteilen auch die Sozialämter und die Pflegekassen erste Informationen. Es gibt einige Auswahlkriterien, auf die Sie unbedingt achten sollten:

## Checkliste: Ambulanter Pflegedienst

- Hat der Pflegedienst mit der Pflegekasse einen Versorgungs- und Vergütungsvertrag für alle Pflegestufen abgeschlossen? Hat der Pflegedienst zur Abrechnung von Leistungen der medizinischen Behandlungspflege auch einen Vertrag mit der Krankenkasse abgeschlossen? Beides ist von großer Wichtigkeit.
- Wie viele fest angestellte Fachkräfte arbeiten bei dem Pflegedienst? Wie viele Mitarbeiter sind Teilzeitkräfte, wie viele sind Hilfskräfte ohne pflegerische Ausbildung? Der Pflegedienst sollte mehr Fachpersonal als Hilfskräfte beschäftigen.
- Kann der ambulante Dienst alle Bereiche abdecken, in denen Hilfe benötigt wird? Und ist er in der Lage, flexibel auf Änderungen in Ihrem Tagesablauf zu reagieren, zur Not auch in der Nacht zu helfen? Je flexibler der Pflegedienst arbeitet, desto besser für Sie.
- Arbeitet der Pflegedienst mit anderen Einrichtungen und Institutionen im Gesundheitsbereich zusammen? Das kann sinnvoll sein.
- Arbeitet der Dienst nach einem bestimmten Pflegekonzept? Wie kontrolliert der Dienst die Qualität seiner Pflegeleistungen? Lassen Sie sich detailliert Auskunft geben.
- Ist neben den pflegerischen Tätigkeiten genügend Zeit auch für Gespräche vorgesehen? Eine optimale Pflege ist nur möglich, wenn sie auf die persönlichen Bedürfnisse des Pflegebedürftigen zugeschnitten ist.
- Gibt es einen bestimmten Ansprechpartner, falls Probleme auftreten sollten? Es ist einfacher für Sie, wenn Sie einen festen Ansprechpartner haben, an den Sie sich im Fall des Falles wenden können.

- Wird die Pflege ausführlich und nachvollziehbar dokumentiert und in der Wohnung hinterlegt? Dies ist gesetzlich vorgeschrieben und für eine eventuelle Krankenhauseinweisung oder auch einen Wechsel des Pflegedienstes sehr wichtig.
- Sind die Preise für die Pflegeleistungen angemessen? Zur besseren Orientierung können bei den Pflegekassen Preisvergleichslisten der ortsansässigen Pflegedienste angefordert werden.

## Ehrenamtliche Hilfe und Nachbarschaftshilfe

„Viele Menschen sagen, ich werde in ihren Gedanken und Herzen weiterleben – ich möchte aber in meinem Appartement weiterleben!" (Woody Allen) In vielen deutschen Städten und Gemeinden gibt es mittlerweile ehrenamtliche Helfer, die sich um hilfsbedürftige Menschen kümmern, damit diese sich genau diesen Wunsch erfüllen können. Ob Hilfe beim Einkauf, im Haushalt oder bei der Wäsche: Die Helfer und Helferinnen unterstützen in ganz praktischen Dingen. Aber auch Besuche oder Begleitung bei Spaziergängen oder Arztbesuchen werden angeboten. Oft sind es Menschen, die gerade das Rentenalter erreicht haben, die sich engagieren, um im Kontakt mit anderen Menschen zu bleiben und weil es ihnen persönlich etwas gibt, anderen zu helfen. Wohlfahrtsverbände, Seniorenbüros und kirchliche Einrichtungen sind die ersten Ansprechpartner, wenn Sie ehrenamtliche Hilfe in Anspruch nehmen möchten. Dachverband und Interessenvertretung des bürgerschaftlichen Engagements von und für Senioren ist die Bundesarbeitsgemeinschaft der Seniorenorganisationen (BAGSO).

Ein besonderes Beispiel ist die 1991 gegründete Seniorengenossenschaft Riedlingen. Die Mitglieder arbeiten gegen eine geringe Vergütung bzw. nach dem Grundprinzip „Was du heute gibst, bekommst du morgen": Die Stunden, die sie bei und mit hilfsbedürftigen Menschen verbringen, werden ihnen auf einer Art Zeitkonto gutgeschrieben. Werden sie später selbst hilfs- oder pflegebedürftig, haben sie ein Anrecht auf ebenso viele kostenlose Betreuungsstunden durch andere aktive Mitglieder, wie sie früher geleistet haben. „Wir organisieren Hilfe für Ältere und nutzen dabei gleichzeitig das Potenzial älterer Menschen", lautet das Motto der Seniorengenossenschaft, die neben Hilfen in Haus und Garten Essen auf Rädern, einführende Computerkurse, Beratung, Fahrdienste und vieles mehr anbietet. Wer sich für dieses Konzept interessiert, kann Kontakt mit der Seniorengenossenschaft in Riedlingen aufnehmen (Tel.: 07371/8394).

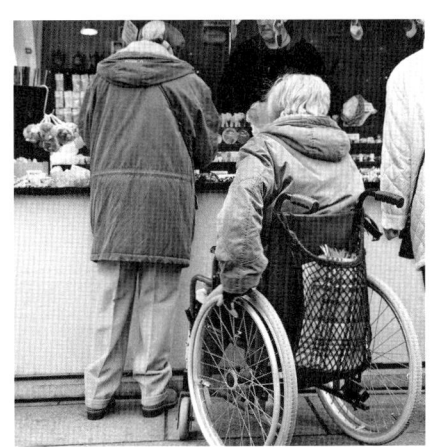

**Selbstständigkeit auch im Rollstuhl ist möglich, wenn das Umfeld stimmt.**

Ein anderes nennenswertes Beispiel kommt aus Aachen. Zwölf Ruheständler – ehemalige Handwerker, Ingenieure und auch Kaufleute – mit geschickten Händen haben sich dort zusammengetan und führen auf Anfrage Kleinstreparaturen bei älteren Menschen durch. Das kostet die Kunden nur sieben Euro, egal wie lange es dauert. Die Ersatzteile müssen natürlich bezahlt werden. Die Handwerker „im Unruhestand" helfen aber nicht nur, sie bringen auch Zeit mit. Viele ihrer Kunden leben allein und freuen sich über Besuch.

„Senioren helfen Senioren" ist kein Verein, sondern eine Initiative unter der Trägerschaft der „Öcher Börse" und des Diakonischen Werkes der Evangelischen Kirchengemeinde Aachen. Die Gruppe ist immer offen für neue ehrenamtliche Helfer. Sie achtet aber auch sorgfältig darauf, dass man den Reparaturdienst und seine Kunden nicht für eigene Profite ausnutzt. Die Helfer haben im Übrigen selbst auch etwas von ihrem Engagement. Nicht nur, dass es ein gutes Gefühl ist, wenn sie anderen helfen können. Sie unternehmen als Gruppe Ausflüge und Exkursionen und genießen so für sich selbst auch ein bisschen Geselligkeit. Vielleicht macht das Mut, etwas Ähnliches in anderen Orten zu organisieren.

## Gesicherte Betreuung in quartiersbezogenen Wohnprojekten

Die Ansprüche an Wohn- und Versorgungsformen im Alter und bei Pflegebedürftigkeit haben sich in den letzten Jahren deutlich gewandelt. Ältere Menschen wünschen heute eine weitgehend selbstständige und zufrieden stellende Lebensführung – auch bei eintretender Pflegebedürftigkeit. Traditionell ausgerichtete Angebote der Altenhilfe können diese Anforderungen nicht erfüllen. Mit aus diesem Grund entstanden in den letzten Jahren zunehmend neue Wohnformen, die – falls erforderlich – auch eine gesicherte Pflege bieten. Dazu gehören die so genannten quartiersbezogenen Wohnkonzepte, wie sie etwa die „Freie Scholle" (siehe Kapitel „Umziehen zur rechten Zeit") anbietet. Mit „Quartier" ist die überschaubare Wohnumgebung gemeint, wobei es sich um eine Wohnsiedlung, ein städtisches Wohnviertel, aber auch um eine kleinere Gemeinde oder ein Dorf handeln kann. Die Größenordnung für ein „Quartier" liegt bei etwa 5 000 bis 15 000 Einwohnern. Damit ältere Menschen in ihrer vertrauten Umgebung bleiben können, müssen die Wohnungen, das Umfeld und das Versorgungsangebot im Quartier so gestaltet werden, dass ein Umzug aus der eigenen Wohnung soweit wie möglich vermieden wird oder, wenn nötig, innerhalb des Quartiers bedarfsgerechte Wohnmöglichkeiten verfügbar gemacht werden.

Zentrales Prinzip eines Quartierskonzepts ist die kleinräumige Organisation und Vernetzung von altersgerechten Wohn-, Betreuungs- und Versorgungsmöglichkeiten. Um zu erreichen, dass ältere Menschen in ihrer vertrauten Umgebung bleiben können, versuchen Quartierskonzepte folgende Aspekte umzusetzen:
- Stärkung und Unterstützung des selbstständigen Wohnens in der vertrauten Häuslichkeit, insbesondere durch altersgerechte Wohnungen, Alltagshilfen und Gemeinschaftsangebote im Wohnquartier sowie eine quartiersbezogene häusliche Pflege.
- Quartiersbezogene Wohnangebote für ältere Menschen mit Hilfe- und Pflegebedarf, die nicht mehr zu Hause versorgt werden können, insbesondere durch dezentrale Wohnformen.
- Stärkung der sozialen Netzwerke und der unmittelbaren Solidarität zwischen den – alten und jungen – Bürgerinnen und Bürgern eines Wohnviertels.

Folgende Bausteine sind für Quartierskonzepte von Bedeutung:
- Bauliche Maßnahmen in der eigenen Häuslichkeit, etwa individuelle Wohnungsanpassung durch Wohnberatung, strukturelle Anpassung des Wohnungsbestands, barrierefreies Bauen, Anpassung des Umfeldes und der sozialen Infrastruktur.
- Beratung und Alltagshilfen im Quartier, z. B. Beratung, Koordination und Vermittlung von Diensten, Angebote von bezahl-

baren, sozialen Diensten wie hauswirtschaftliche Hilfen oder Begleitdienste.
- Soziale Integration und gegenseitige Hilfen im Quartier, z. B. die Bereitstellung von Gemeinschaftsräumen und Treffpunkten, Gemeinschafts- und Freizeitangebote, Förderung von Selbst- und Nachbarschaftshilfen sowie familiärer Hilfe.
- Einbindung selbstständiger (Sonder-)Wohnformen mit Gemeinschaft und Betreuung in das Quartier, z. B. selbst organisiertes gemeinschaftliches Wohnen, betreutes Wohnen.
- Quartiersbezogene Pflege- und Betreuungsleistungen zu Hause und in selbstständigen (Sonder-)Wohnformen, z. B. ambulante Dienste, teilstationäre Einrichtungen.
- Spezielle Wohnformen für Pflegebedürftige im Quartier: Hierzu zählen ambulant betreute Wohngruppen und auch stationäre Einrichtungen nach dem Hausgemeinschaftsprinzip.

Das Kuratorium Deutsche Altershilfe (KDA) zu der Bedeutung quartiersbezogener Projekte: „Für die bedarfsgerechte Versorgung mit altersgerechten Wohnangeboten werden in Zukunft quartiersbezogene Wohnkonzepte besonders wichtig, die auf eine kleinräumige Vernetzung und Integration unterschiedlicher Wohn- und Betreuungsangebote ausgerichtet sind."

Am 22. April 2005 übergaben die Bertelsmannstiftung und das Kuratorium Deutsche Altenhilfe (KDA) der Freien Scholle den ersten Preis des „Werkstatt-Wettbewerbs Quartier". Der Wettbewerb fand im Rahmen des Projekts „Leben und Wohnen im Alter – bedarfsgerechte Wohnmodelle für die Zukunft" statt, den das Bundesministerium für Familie, Senioren, Frauen und Jugend (BMFSFJ), die Stiftung Liebenau (Meckenbeuren) und der Bundes-

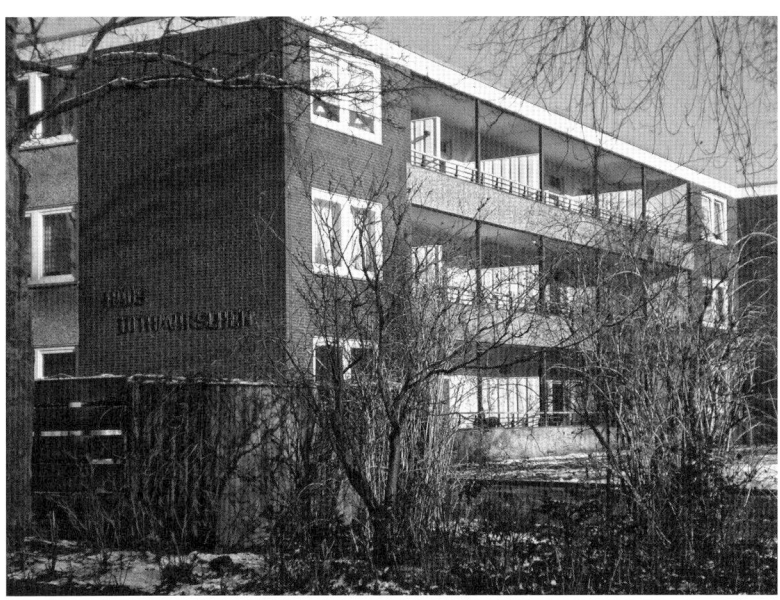

**Genossenschaftliche barrierefreie Altenwohnungen der WOBAU GmbH Neumünster.**

verband Freier Immobilien- und Wohnungsunternehmen (Berlin) unterstützten. An dem bundesweit ausgeschriebenen Wettbewerb hatten sich insgesamt 85 Projekte beteiligt. Darunter waren zahlreiche beispielhafte Initiativen, die Wohnungsbau und das Angebot sozialer Dienste miteinander verknüpfen. Den ersten Preis verbunden mit einem Preisgeld von 10.000 Euro vergab das Preisgericht an das Nachbarschaftszentrum Meinolfstraße der Freien Scholle. In der gemeinsamen Pressemitteilung der Wettbewerbsveranstalter heißt es dazu: „Die Freie Scholle in Bielefeld zählt zu den ‚Pionieren des Quartierskonzepts‘ und hat als Wohnungsunternehmen eine eigene Altenhilfe für und mit ihren Bewohnern aufgebaut."

Im Nachbarschaftszentrum wurde dieser Ansatz auf ein städtisches Wohngebiet ausgedehnt und weitere Akteure wie die Wohlfahrtspflege und die Stadt wurden einbezogen. Das Nachbarschaftszentrum ist ein Baustein innerhalb der Altenarbeit der Genossenschaft. Die Angebote orientieren sich ausdrücklich an den Wünschen und Bedürfnissen der Bewohner des Stadtteils. Deshalb werden die Angebote im Rahmen der Arbeitsgemeinschaft laufend überprüft und gegebenenfalls an die Anforderungen angepasst. In diesem Zusammenhang kommt der Erweiterten Selbstverwaltung der Genossenschaft eine besondere Bedeutung zu.

Mit einer Anerkennung ausgezeichnet wurde bei diesem Wettbewerb das Modellprojekt „Im Alter zu Hause", das sich zur Aufgabe gemacht hat, die Versorgung Älterer in einem ländlichen Kreisgebiet (Hunsrück) zu verbessern. Der Rhein-Hunsrück-Kreis versucht dort zu vernetzen, wo Menschen miteinander leben und sich gegenseitig unterstützen können: in überschaubaren Wohngebieten, Stadtviertel, und vor allem in den Dörfern. Zusammen mit dem Ambulanten Hilfezentrum (AHZ) Ochs GmbH, der Beratungs- und Koordinierungsstelle am AHZ und der Verbandsgemeinde Rheinböllen mit ihren zwölf Ortsgemeinden wurde das Modellprojekt 2002 ins Leben gerufen. (AHZ Tel.: 06744 94009). Die ehrenamtlichen Mitarbeiter erledigen Einkäufe, gehen mit den Senioren spazieren, begleiten sie zu öffentlichen Veranstaltungen, stehen mit Rat zur Seite. Vor allem aber hören sie zu. Mittlerweile engagieren sich in neun Gemeinden mehrere Dutzend Helferinnen und Helfer für weit mehr als 100 ältere Menschen.

# Neue Wege gehen – die Wohn- und Lebenssituation ändern

*Inzwischen sind mehr „junge Alte" bereit, neue Wege zu gehen, um sich für die kommende Lebensphase besser einzurichten und damit an Lebensqualität zu gewinnen.*

Es gibt Menschen, die beschließen, in ihrer Wohnung zu bleiben, in der sie seit mehr als 20, 30 oder 40 Jahren zu Hause sind. Andere verkaufen mit 60 + ihr Einfamilienhaus im Grünen und ziehen um – in eine komfortable Stadtwohnung. Wieder andere wählen den umgekehrten Weg und erfüllen sich mit dem Eintritt ins Rentenalter erst den lange gehegten Traum vom Einfamilienhaus, vielleicht sogar im Ausland. Wie auch immer: Entscheidend ist der Zeitpunkt, an dem Sie sich mit der Frage „Wie will ich im Alter leben" auseinandersetzen. Je früher Sie darüber nachdenken, desto mehr Möglichkeiten haben Sie.

## Gemeinschaftliches Wohnen

Erste Initiativen zur Gründung gemeinschaftlicher Wohnprojekte gab es bereits in den 1970er-Jahren, also zu einer Zeit, in der sich Wohngemeinschaften in erster Linie in Studentenkreisen ausbreiteten. Der als Selbsthilfeorganisation gegründete Senioren-Schutz-Bund „Graue Panther" sorgte damals für eine stärkere Verbreitung der Idee gemeinschaftlichen Wohnens älterer Menschen. Unter dem Motto „Nicht allein und nicht ins Heim" entstanden erste Wohnprojekte oder -gemeinschaften als Alternative zu unzulänglichen Angeboten von Heimen und Altenwohnungen. Selbstverwaltete Haus- und Nachbargemeinschaften, begleitete und betreute Wohngruppen für ältere Menschen wurden ins Leben gerufen. Landkommunen und Siedlungsgemeinschaften entstanden. Die meisten dieser WGs waren kleinere Projekte, die in der Öffentlichkeit eher als „Exoten" denn als echte Alternative betrachtet wurden. Das hat sich geändert, zumal ein Großteil der heute 50-Jährigen bereits in der Jugend Erfahrungen mit dem Leben in WGs gemacht hat und deshalb gemeinschaftlichem Zusammenleben sehr viel aufgeschlossener gegenübersteht. Heute werden derartige Wohnprojekte nicht mehr belächelt, auch wenn es immer noch eine Minderheit ist, die diesen Weg wählt. In Deutschland gibt es rund 250 gemeinschaftliche Wohnprojekte, die sehr viele und zum Teil auch sehr unterschiedliche bauliche und organisatorische Facetten haben. Das Forum für gemeinschaftliches Wohnen im Alter e.V. berichtete von einer ständig steigenden Anzahl von Anfragen (6 800 im Jahr 2002).

Das Ziel gemeinschaftlichen Wohnens besteht darin, ältere Menschen vor der Fremdbestimmung im Heim sowie vor der Vereinsamung in der eigenen Wohnung zu bewahren. Das Ideal ist die gegenseitige Anteilnahme und Unterstützung im Alltag sowie im Krankheitsfall – wenn nötig mit Hilfe von ambulanten Diensten. In Deutschland werden alle Wohnformen „Gemeinschaftliches Wohnen im Alter" genannt, in denen irgendeine Art des Zusammenlebens mit anderen Menschen höheren Alters praktiziert wird. Dies können Wohn- und Hausgemeinschaften, aber auch Nachbarschafts- und Siedlungsgemeinschaften sein. Über die Zusammensetzung der Gruppe wird in der Regel selbst entschieden, das künftige Zuhause von den Beteiligten selbst geplant und verwirklicht. In der Fachsprache spricht man deshalb auch von „selbst organisiertem gemeinschaftlichen Wohnen". Experten sehen in gemeinschaftlichen Wohnprojekten die Wohnform der Zukunft für ältere, aber auch für jüngere Menschen. Sie vergessen dabei allerdings, dass derartige Lebenskonzepte ein hohes Maß an Neugier, Einsatzbereitschaft und Gemeinschaftssinn voraussetzen – Eigenschaften und Fähigkeiten, die wohl nur für eine Minderheit in Frage kommen. Für eine Wohn- oder eine Hausgemeinschaft sollten sich deshalb nur Menschen zusammenschließen, denen Geselligkeit und Nachbarschaftlichkeit wichtig sind.

**Gemeinschaftliches Wohnen ist nichts für Alleingänger und Eigenbrötler.**

Wer eine gemeinschaftliche Wohnform anstrebt, sollte Freude an Kontakten mitbringen und bereit sein, etwas für die Gemeinschaft zu tun. Das setzt gute soziale Fähigkeiten voraus, vor allem in Bezug auf den Umgang miteinander und bei Fragen gegenseitiger Unterstützung und Hilfe. Bewohnerinnen und Bewohner einer gemeinsamen Wohnung oder eines Hauses müssen sich darüber hinaus gut verstehen. Es ist wichtig, dass sich alle Beteiligten schon vor dem Einzug kennen lernen und sich intensiv mit dem gemeinsamen Zusammenleben, mit den individuellen Vorstellungen und Bedürfnissen auseinandersetzen. Das ist noch kein Garant für ein gutes Gelingen, aber doch eine wichtige Voraussetzung dafür, dass es klappt.

### Gute Gemeinschaft

*Ich bin froh, mich für eine Wohngemeinschaft entschieden zu haben. Die Kinder sind so weit weg und haben nur selten Zeit vorbeizukommen. Es ist zwar etwas ungewohnt, Küche und Bad mit mehreren Frauen teilen zu müssen, aber wir haben alle den gleichen Ordnungstick, da gibt es eigentlich keine Probleme.*

*Mit jüngeren Leuten zusammen hätte ich da schon eher Probleme. Wir bilden eine richtig gute Gemeinschaft. Einer hilft dem anderen und keiner wird allein gelassen, wenn er jemanden zum Reden braucht. Wir unternehmen auch viel zusammen.*

*C. Lange, 68 Jahre*

## Gemeinsam, aber unabhängig

Die meisten Interessenten für gemeinschaftliche Wohnobjekte sind zwischen 50 und 60 Jahre alt. Oftmals sehen diese „jungen Alten" ihre Eltern gerade in einem Pflegestadium und beginnen sich erstmals mit dem Thema Altersheim, Sozialstation, Pflege usw. auseinanderzusetzen und denken dann weiter darüber nach, wie sie selbst einmal im Alter leben und versorgt werden wollen.

Die so genannten „jungen Alten" nennen als Beweggründe für das gemeinschaftliche Wohnen:
– raus aus der Isolierung der Kleinfamilie,
– eine neue Lebensform mit neuen Aufgaben finden,
– vernünftige Gesundheits- und Altersvorsorge planen,
– einen Beitrag zu gesellschaftlichen Problemen leisten, die z. B. die jüngere Generation entlastet.

Als wichtigste Beweggründe der älteren Menschen, die diesen Schritt in eine neue Wohn- und Lebenssituation gehen, werden dagegen genannt:
– Angst vor der Vereinsamung,
– Angst, dass die Altersbezüge nicht mehr ausreichen werden,
– Angst, dass eventuell notwendige Unterstützungsleistungen nicht quartiersnah vorhanden und/oder unbezahlbar sein werden.

Jüngeren Menschen und jungen Familien geht es um:
- die Vereinbarkeit von Familie und Beruf,
- innerstädtische Projekte, die auch zum Wohnen mit Kindern geeignet sind,
- Konzepte für Wohnprojekte, die nicht unbedingt auf Dauerwohner eingestellt sind, dabei aber doch die nachbarschaftliche Unterstützung auf Dauer sichern,
- Konzepte für Wohnprojekte als bezahlbare Altersvorsorge.

Bevor Sie sich entscheiden, sollten Sie über Ihre Beweggründe nachdenken. Überlegen Sie, ob eine gemeinschaftliche Wohnform für Sie wirklich in Frage kommt, bevor Sie sich auf die Suche nach einer existierenden Wohn- oder Hausgemeinschaft machen oder etwas eigenes auf die Beine stellen.

**Überlegen Sie vorher genau, ob eine gemeinschaftliche Wohnform für Sie wirklich in Frage kommt.**

## Checkliste: Was kommt für mich in Frage?
- Welche Ziele möchten Sie verwirklichen? Warum möchten Sie mit anderen zusammenziehen? Geht es Ihnen „nur" um die Versorgung im Alter oder möchten Sie aktiv mitwirken, eine Gemeinschaft aufzubauen und zu erhalten? Wenn Sie es eher unverbindlich mögen, sollten Sie lieber nicht in eine Wohngemeinschaft ziehen. Eine Hausgemeinschaft wäre dann die bessere Alternative. Haben Sie Angst vor Nähe und „Tuchfühlung", sollten Sie von gemeinschaftlichen Wohnprojekten grundsätzlich Abstand nehmen.
- Möchten Sie mit Gleichaltrigen oder lieber zusammen mit jungen Menschen unter einem Dach leben? Wer sehr ruhebedürftig ist, sollte sich nicht unbedingt dem Trubel aussetzen, der zum Beispiel in einem Mehrgenerationenhaus herrscht. Wer

dagegen gern Umgang mit Kindern hat und die Lust verspürt, sich mit ihnen zu beschäftigen, hat wahrscheinlich im Mehrgenerationenhaus den richtigen Platz gewählt.

– Sie möchten eine WG gründen. Dann überlegen Sie: Möchten Sie nur mit Menschen Ihres Geschlechts zusammenleben oder liegt Ihnen daran, in einer gemischten Wohngemeinschaft zu leben? In einer WG ist der Kontakt durch meist gemeinsame Bad- und Küchenbenutzung sehr eng.

– Haben Sie die Kraft, selbst ein Wohnprojekt ins Leben zu rufen? Es können manchmal Jahre vergehen, bis zum Beispiel ein geeignetes Haus gefunden ist, das dann auch noch entsprechend umgebaut werden muss. Abgesehen von den finanziellen Mitteln, die aufgebracht werden müssen, kostet das Projekt jede Menge Energie. Wenn Ihnen das zu anstrengend ist und Sie keine Menschen kennen, die mit Ihnen an einem Strang ziehen wollen, sollten Sie sich lieber auf die Suche nach einem bereits bestehenden Projekt machen. Fangen Sie früh mit der Suche an. Bis es realisiert ist, können mehrere Jahre vergehen. Kontaktadressen und Tipps gibt es beim Forum Gemeinschaftliches Wohnen in Hannover. Das Forum gibt auch Seminare, in denen künftige Bewohner und Bewohnerinnen Ratschläge für das Zusammenleben bekommen.

– Wenn Sie sich für das Leben in einer Hausgemeinschaft interessieren, sollten Sie alle Gelegenheiten nutzen, um zu testen, ob diese Wohnform das Richtige für Sie ist. Nehmen Sie an Gemeinschaftsveranstaltungen teil, gehen Sie zum gemeinsamen Kaffeetrinken oder Mittagessen. Wenn möglich, vereinbaren Sie für ein paar Tage ein Probewohnen.

## Wohn- und Hausgemeinschaften

Die zunehmende Vereinzelung in der Gesellschaft und eine steigende Nachfrage nach alternativem Wohnen im Alter haben zu der Entwicklung von Wohngemeinschaften für Senioren geführt. Diese bieten ihren Bewohnern neben einer gemeinsamen Bewältigung alltäglicher Aufgaben, wie beispielsweise dem Einkauf und der Zubereitung der Mahlzeiten, auch alle anderen Vorzüge einer familiären Gemeinschaft. In einer Alten-WG teilen sich mehrere Leute eine Wohnung. Jede Person verfügt in der Regel über ein bis zwei Zimmer, Küche und Wohnraum stehen allen zur Verfügung. Je nach räumlichen Gegebenheiten wird auch das Badezimmer geteilt. Die Vorteile liegen klar auf der Hand: Das Zusammenleben in der Gruppe verschafft das Gefühl, nicht allein zu sein und gebraucht zu werden. Die Gefahr, in Depressionen zu verfallen, sich nutzlos zu fühlen, ist gering. Es gibt immer Ansprechpartner. Gemeinsam werden Aktivitäten geplant und umgesetzt

**Wohn- und Hausgemeinschaften sind eine Alternative für kontaktfreudige und selbstbewusste Menschen.**

und es findet sich immer jemand für eine Plauderstunde. Nicht nur das: Das Zusammensein mit anderen, auch die dazugehörigen Konflikte, die auftreten können, halten flexibel und damit geistig rege und jung. Eine Wohngemeinschaft bietet darüber hinaus viele Möglichkeiten der Unterstützung. Wird einer der Mitbewohner krank, braucht er sich keine Sorgen darüber zu machen, unversorgt zu bleiben. Schließlich gibt es auch finanzielle Vorteile. Die Lebenshaltungs- und Mietkosten sind im Allgemeinen geringer, als wenn Sie allein wirtschaften. Werden die Bewohner mit der Zeit hilfsbedürftig, lässt sich Unterstützung und Betreuung von außen gemeinsam leichter organisieren und finanzieren.

Viele der über 60-Jährigen fühlen sich fit und wollen noch nicht zum „alten Eisen" gezählt werden. Sie wollen sich einbringen und aktiv teilhaben – ein Altenheim oder eine Seniorenwohnanlage erscheinen ihnen wenig attraktiv. Die einen wollen mit Älteren und Jüngeren zusammenwohnen, andere suchen eher Gleichaltrige, die dritten wollen sich nur mit Frauen bzw. nur mit Männern zusammentun. Wenn Sie in einer Wohngemeinschaft leben möchten, sollten Sie sich Zeit nehmen und die möglichen Mitbewohnerinnen und Mitbewohner vorher gut kennen lernen. Jeder von Ihnen bringt eine Menge „Macken" mit, die er sich im Laufe des Lebens erworben hat. Seien Sie ehrlich, wenn Sie Bedenken haben, und haben Sie – wenn nötig – auch den Mut, nein zu sagen, wenn Sie das Gefühl haben, nicht miteinander zu harmonieren. Beachten Sie, dass jedes Mitglied in der künftigen WG genügend persönlichen Raum bekommt, damit ein guter Ausgleich zwischen Privatsphäre und Gemeinschaft möglich ist. Möchten Sie in eine bereits bestehende WG ziehen, vereinbaren Sie für das gegenseitige Kennenlernen vorher ein mehrtägiges Probewohnen. Die Erfahrung zeigt, dass man für das Zusammenleben nicht zu unterschiedlich sein sollte: Gewohnheiten, Interessen, Lebensvorstellungen, beruflicher Hintergrund – all das sollte zusammenpassen, damit das Unternehmen „Alten-WG" eine tragfähige Zukunft hat. Die wichtigste Voraussetzung für ein gutes Gelingen ist jedoch eine offene, konfliktbereite und kommunikative Grundeinstellung – und natürlich eine Wohnung, die sich für dieses Vorhaben eignet.

### Wohnung suchen

*Steht erst einmal fest, wie viele Leute zusammenziehen möchten, geht es auf Wohnungssuche, die natürlich auch vom Budget der*

*Beteiligten abhängt. Das kann einige Zeit dauern, zumal in grö-*
*ßeren Städten der Preis für Wohnraum recht teuer und preis-*
*günstige Wohnungen knapp ist. Große Wohnungen eignen sich*
*am besten und bieten genügend Platz für Privat- und Gemein-*
*schaftsräume. Sie sollten so gebaut sein, dass nicht allzu viele*
*Umbauten nötig sind, um sie WG-tauglich zu machen. Manch-*
*mal ist sogar der Vermieter bereit, sich daran zu beteiligen.*
*Was den Mietvertrag anbetrifft, sollten Sie versuchen, dass*
*jeder Mitbewohner sein Zimmer bzw. seine Räume und die an-*
*teilige Gemeinschaftsfläche mietet. Dann muss bei einem*
*Auszug die restliche Gemeinschaft nicht den Ausfall zahlen.*
*Üblich ist jedoch in den allermeisten Fällen, dass einer der*
*WG-Bewohner als Hauptmieter fungiert.*

Die Wohnungswirtschaft in Deutschland öffnet sich zunehmend
für das gemeinschaftliche Wohnen im Alter. Angesichts des demographischen Wandels und zunehmender Leerstände sind sie
bemüht, vielfältige Wohnangebote für ältere Menschen anzubie-
ten. Hierzu gehören immer häufiger auch gemeinschaftliche
Wohnformen. Ein typisches Beispiel ist das Projekt der Gruppe
„gemeinsam statt einsam" auf dem Kronsberg in Hannover, das
zusammen mit der Niedersächsischen Landesentwicklungsgesell-
schaft (NILEG) realisiert wurde. Die NILEG suchte für Wohngebäude, die zeitlich befristet von EXPO-Mitarbeitern genutzt worden waren, Nachmieter. Für zwei dieser Achtfamilienhäuser, die
als ganz normale Wohnhäuser konzipiert waren, interessierte sich
die Gruppe „gemeinsam statt einsam". Es wurden nachträgliche
Anpassungsmaßnahmen durchgeführt, und eine Erdgeschosswoh-
nung wurde in Gemeinschaftsräume umgewandelt. Ein anderes
Beispiel findet sich in Dresden. Hier wurde von der kommunalen

Wohnungsbaugesellschaft WOBA im Rahmen der Sanierung eines großen Punkthochhauses nicht nur altenfreundliche Individualwohnungen, sondern auch eine Gemeinschaftswohnung geschaffen. Ein anderes Beispiel ist Göttingen, wo die Freie Altenarbeit Göttingen e.V. 1994 das erste Niedersächsische Projekt einer selbst organisierten Alten-WG realisieren konnte. Unterstützt wurde das Projekt von der Stadt Göttingen, die dem Verein eine Jugendstilvilla zur Verfügung stellte, und mit Hilfe des Landes Niedersachsen sowie weiterer Stiftungsmitteln. Es entstanden zehn Zweizimmerwohnungen und eine Einzimmerwohnung. Neun Bewohnerinnen zwischen 65 und 93 leben zurzeit hier.

### Mutig

*Sich auf etwas Neues einzulassen und sein Leben noch einmal zu ändern, braucht Mut. Davon hatten drei Rentner-Paare zwischen 57 und 82 Jahren mehr als genug. Sie bauten sich ein Niedrigenergie-Holzhaus in Heroldsberg. Die „Gemeinschaft bürgerlichen Rechts" finanzierte ihr Vorhaben mit Hilfe der Landesbausparkasse. Alle sechs einte das Ziel, im Alter gemeinschaftlich und selbst organisiert zu wohnen. Eine notarielle Teilungserklärung regelt, wem welcher Teil des Hauses gehört. Jedes Paar besitzt seinen Wohnbereich mit Bad – zwischen 45 und 55 Quadratmeter groß, rollstuhlgerecht und mit Aufzug. Im geräumigen Gemeinschaftsraum mit Küche treffen sich alle zum geselligen Plausch und Geburtstagsfeiern. „Wir helfen uns gegenseitig, sind füreinander da", erzählen die Senioren. Per Vertrag hat die Gemeinschaft bürgerlichen Rechts festgelegt, was im Erbfall passiert, wie man frühzeitig aussteigen kann. An Auszug denkt freilich keiner.*

Der Preis für ein gemeinschaftliches Leben ist meist ein Umzug in einen anderen Ort. Vielleicht muss man sich trennen von der vertrauten Umgebung, von der eigenen Wohnung, dem Haus mit Garten. Ohne die Bereitschaft zur Umstellung, zu einem Neuanfang geht es nicht. Dafür steigt die Aussicht, auch im Alter so lange wie möglich die Kontrolle über das eigene Leben zu behalten. Sie möchten eine eigene Wohnung haben, aber trotzdem für andere da sein und nicht auf die Hilfe von Nachbarn verzichten? Das wollen auch andere Menschen, die sich zu einer Hausgemeinschaft zusammentun. Sie wünschen sich Gemeinschaft und gute Nachbarschaft, ohne gleich alles miteinander teilen zu müssen. Die Mehrheit derjenigen, die eine Alternative zum Alleinleben suchen, bevorzugt die Hausgemeinschaft als Form des gemeinschaftlichen Zusammenlebens. Verglichen mit einer WG ist das Leben in einer Hausgemeinschaft unverbindlicher. Jeder Bewohner bzw. jedes Ehepaar besitzt eine eigene Wohnung mit Küche, in der man unbeobachtet seine „Macken" ausleben kann und keine Rücksicht auf andere nehmen muss. Dennoch geht die Gemeinschaft weit über gute nachbarschaftliche Beziehungen hinaus. Jeder kann in der eigenen Wohnung unabhängig leben, aber auch mit anderen zusammenkommen. Es gibt von allen genutzte Räume wie Gemeinschafts-, Wirtschaftsräume oder einen Garten, dessen Pflege gemeinschaftlich organisiert ist. Da sich die Bewohner nicht täglich treffen, ist eine gewisse Strukturierung des Gemeinschaftslebens nötig, um es lebendig zu erhalten – etwa durch regelmäßige Termine, Feiern oder Ausflüge. Wichtig ist auch die hausinterne Kommunikation. Hausgemeinschaften können mit einem Neubau oder mit der baulichen Anpassung eines bestehenden Gebäudes realisiert werden.

**Viele wünschen sich Gemeinschaft und gute Nachbarschaft, ohne gleich alles miteinander teilen zu müssen.**

### ||| TIPP

Überlegen Sie rechtzeitig, ob Sie für eine derartige Wohnform geeignet sind. Wenn Sie folgende Aussagen mit ja beantworten, sollten Sie von Hausgemeinschaften und auch von Wohnprojekten besser die Hände lassen.

- Sie empfinden eine Gemeinschaft nicht als Bereicherung, sondern als Belastung.
- Sie wünschen keine sozialen Kontakte.
- Sie möchten, dass alle nur so aussehen, denken und sich verhalten, wie sie selbst.
- Sie versuchen, ein Helfersyndrom auszuleben.
- Sie haben Schwierigkeiten, selbst Unterstützung in Anspruch zu nehmen.
- Sie möchten sich bedienen lassen.
- Sie haben keinen Spaß am Lernen und an Neuem.

## Alternative Wohnprojekte

Eine Möglichkeit des gemeinschaftlichen Wohnens im Alter ist, mit Gleichgesinnten ein Wohnprojekt zu initiieren. Anders als Eigentümergemeinschaften versuchen Wohnprojekte, Beteiligten die Chance zu eröffnen, auch ohne viel Eigenkapital selbstbestimmt zu leben, oft als Alternative zum isolierten Leben in der Singlewohnung oder im Altenheim. Zumeist sind es Privatpersonen, die derartige Projekte ins Leben rufen. Dabei handelt es sich meist um in Eigenregie (um-)gebaute, größere oder kleinere Wohnanlagen mit individuellen Wohnungen für alle Beteiligten.

**Zum Grundverständnis gehören gegenseitige Unterstützung im Alltag und gemeinsame Aktivitäten.**

Das Spektrum bereits realisierter Projekte reicht von der erweiterten Hausgemeinschaft bis hin zur Anlage mit Ausmaßen eines kleinen Dorfes. Oft wohnen Jung und Alt, Familien und Singles zusammen. Zum Grundverständnis gehören gegenseitige Unterstützung im Alltag und gemeinsame Aktivitäten. Damit wollen die Bewohner der Vereinzelung im Alltag entgegenwirken.

Der Aufbau eines selbst initiierten Projekts erfordert viel Zeit und Engagement. Interessierte sollten bestehende Projekte besichtigen und sich von Beratungs- und Kontaktstellen während der Planungs- und Umsetzungsphase unterstützen lassen. Es gibt mehrere Arten von Wohnprojekten: das Mehrgenerationenhaus, reine Seniorenprojekte, Frauenprojekte, Wohnprojekte, denen eine bestimmte Weltanschauung zugrunde liegt und Integriertes Wohnen, das unterschiedliche Bewohnergruppen miteinander verbindet. Ausführliche Informationen erhalten Sie beim „Forum für gemeinschaftliches Wohnen im Alter e.V." und seinen Regionalstellen (siehe Adressen). 1985 wurde in Hamburg beispielsweise die Stattbau (siehe Adressen) gegründet, die sich aus drei Gesellschaftern zusammensetzt: Autonome Jugendwerkstätten Hamburg e.V., Mieter helfen Mietern, Hamburger Mieterverein e.V. und Wohnungsbaugenossenschaft Schanze e.G. Gefördert wird Stattbau als „alternativer Sanierungsträger" durch die Freie und Hansestadt Hamburg. Beraten werden

- Menschen, die nachbarschaftlich zusammenwohnen und ihre Wohnhäuser gemeinschaftlich bauen und verwalten wollen,
- gemeinschaftliche Wohnprojekte und Baugemeinschaften im individuellen und genossenschaftlichen Eigentum,
- Stadtteilinitiativen, soziale und kulturelle Einrichtungen, wenn sie Gebäude errichten oder umbauen wollen,

– Behörden und Institutionen bei Aufgaben und Studien zum Thema Wohnen und soziale Stadtentwicklung und moderieren Prozesse der Beteiligungsförderung.

Mit Hilfe der Stattbau entstanden in Hamburg viele Bau- und Hausgemeinschaften für nachbarschaftsorientiertes Wohnen. Hier erhalten Sie wertvolle Tipps.

Bei vielen Wohnprojekten stehen am Anfang mehrere Freunde oder Bekannte, die zusammen leben und alt werden möchten, wie zum Beispiel die Rentner aus Heroldsberg (siehe Kapitel „Wohn- und Hausgemeinschaften"). Oft suchen sie noch Gleichgesinnte und entwerfen gemeinsam ein Konzept, legen die Ziele des Projektes fest. Dann wird nach einem geeigneten Objekt gesucht, zum Beispiel nach einem Wohngebäude oder einem Grundstück, auf dem das Wohnobjekt gebaut werden kann. In dieser Phase bleiben leider viele Gruppen stecken, weil sie kein Objekt passender Größe oder am angestrebten Ort finden. Da meist nicht alle Interessierten gleich viel Geld haben, stehen oft Projekte hoch im Kurs, die sowohl Eigentum- als auch Mietwohnungen beinhalten. Manchmal werden an dieser Stelle auch Genossenschaften gegründet, damit die Gruppe als Bauherr auftreten kann.

**Unterschätzen Sie nicht den Arbeitsaufwand beim Aufbau einer Hausgemeinschaft.**

### Eher langweilig

*Reine Altenwohnanlagen sind aber nicht jedermanns Sache. „Eher langweilig", findet A. Pressel, Bewohnerin des generationsübergreifenden Wohnprojektes 13 in Eimsbüttel, das Wohnen mit mehr oder weniger Gleichaltrigen! „Alles dreht sich immer um die gleichen Themen", bedauert die 65-Jährige. Es sei doch viel spannender, wenn Alt und Jung unter einem Dach wohnten. „Man profitiert voneinander".*

(Quelle: Stattbau Hamburg)

## Mehrere Generationen unter einem Dach

Immer mehr Menschen suchen nach Alternativen zu den bisher bekannten Wohnformen. Ältere Menschen machen sich Gedanken, wie ihre Wohnsituation einmal aussehen wird und jüngere Menschen haben ebenfalls ihre Vorstellungen vom zeitgemäßen Wohnen. Der Wunsch geht oft dahin, allein und doch in einer bunten Gemeinschaft von Alt und Jung unter einem Dach zu leben. Vom gemeinsamen Wohnen profitieren alle Altersgruppen. Für Alleinerziehende ist die generationsübergreifende Wohnform günstig, weil im Notfall fast immer ein hilfsbereiter Nachbar als Babysitter zur Hand ist, die Älteren wollen **Vom gemeinsamen Wohnen unter einem Dach profitieren alle Altersgruppen.** Kontakte zur jüngeren Generation pflegen und sinnvollen Aufgaben in der Gemeinschaft nachgehen. Für viele Menschen ist die neue Wohnform Familienersatz, weil zum Beispiel die eigenen Kinder in anderen Städten leben oder sie keine eigenen Kinder haben.

Gemeinschaftliches Wohnen im Alter ist eine Antwort auf die Herausforderungen unserer alternden Gesellschaft, in der die Zeitspanne des Altseins immer länger wird. Den Schwerpunkt der Projektlandschaft bilden Hausgemeinschaften, in denen die Bewohner das Gemeinschaftsleben selbst in die Hand nehmen bzw. zumindest daran beteiligt sind. Die Wohnprojekte unterscheiden sich jedoch nach Art der Projektinitiative, dem Ausmaß der Selbstverwaltung und der Organisation professioneller Hilfe. Man unterscheidet:

– Alles in der Hand der Bewohner: Die Projekte werden von den Bewohnern initiiert, geplant und finanziert. Die Organisation des gemeinschaftlichen Lebens liegt in der Verantwortung seiner Bewohner.

– Gemeinschaftliches Wohnen in Kooperation mit Wohnungsunternehmen: Fehlt das entsprechende Kapital, springen immer häufiger Wohnungsunternehmen als Investor ein.

– Wohnen mit Pflegeangeboten: Sie verbinden das eigenständige Wohnen mit einer umfassenden Pflege.

– Gemeinschaftliches Wohnen im Quartier: Gesamtkonzept für Gemeinschafts- und Hilfsangebote in Quartieren und Siedlungen.

– Aktivitäten einer Kommune: Kommunen unterstützen die Entwicklung und Umsetzung neuer Wohnprojekte.

Ein Vorreiter alternativen Wohnens lebt übrigens in Bremen – der frühere Bürgermeister der Hansestadt an der Weser, Henning Scherf. 1988 zog der Sozialdemokrat mit seiner Frau und Freunden in eine renovierungsbedürftige Villa in Bahnhofnähe. Heute ist Scherf froh darüber, frühzeitig die Wohnform einer Hausgemeinschaft gewählt zu haben: „Damals konnten wir uns bewusst entscheiden und wurden nicht, etwa durch Krankheit, zu etwas gedrängt." Die achtköpfige Gemeinschaft pflegt Rituale wie das gemeinsame sonnabendliche Frühstück, trifft sich zu Leseabenden, unternimmt zusammen Reisen, unterstützt sich bei Krankheiten und Pflegebedürftigkeit. Zwei Mitbewohner – eine 54-jährige Frau und deren Sohn, beide krebskrank – hat die

Gemeinschaft im Haus beim Sterben begleitet. „Der entmenschlichte Umgang mit dem Ende des Lebens war für mich eines der Motive für unsere Hausgemeinschaft", sagt Scherf. „Wir wollten uns gegenseitig stützen können. Bei uns sollte niemand allein sein, wenn er stirbt." Bisher ist die Hausgemeinschaft an der Bremer Rembertistraße ihrem Anspruch gerecht geworden. Einer Untersuchung der Bertelsmann-Stiftung und des Kuratoriums Deutsche Altershilfe zufolge leben heute nur etwa zwei Prozent in Gemeinschaftsprojekten oder – bei zunehmender Hinfälligkeit – in betreuten Wohnungen. Scherf ist aber sicher, dass sich das ändern wird: „Anders lässt sich der bevölkerungspolitische Spagat – immer mehr Alte, immer weniger Kinder – auch gar nicht aushalten." Ein Hemmschuh sei aber noch, dass unsere Gesellschaft jahrzehntelang die Anonymität trainiert habe, sagt Scherf und nennt als Beispiel die Hollywood-Welt: „Die Schlösser der Schönen und Reichen, die uns im Fernsehen vorgeführt werden, sind in Wirklichkeit einsame Angsthöhlen."

*Prominenter Vertreter des Gemeinschaftlichen Wohnens: Henning Scherf.*

Im Folgenden weitere interessante Beispiele:

## Haus Mobile in Köln

Modellfunktion für das gemeinsame Wohnen mehrerer Generationen unter einem Dach hat das „Haus Mobile" in Köln-Weidenpesch. Das Mehrgenerationenhaus ist eines der ältesten in Deutschland und gilt als Vorzeigeobjekt, weil es alle wesentlichen Merkmale dieser Form des gemeinschaftlichen Wohnens vereint. Begonnen hat alles mit einer Gruppe von Frauen, die sich intensiv mit der Idee gemeinschaftlichen Wohnens im Alter befassten. Unterstützung fanden sie beim Kölner Verein „Neues Wohnen im

Alter e.V.", der sich die Verbesserung der Wohnsituation älterer Menschen als Alternative zum Alleinleben oder zum Leben im Heim zum Ziel gemacht hat. Am 4. Mai 1998 wurde die vierstöckige Wohnanlage eingeweiht. In den 21 Eigentumswohnungen, den 15 frei finanzierten und öffentlich geförderten Mietwohnungen sowie den vier Maisonette-Wohnungen für Familien wohnen heute rund 60 Menschen. Der Frauenanteil überwiegt. Ein Drittel der Bewohner ist älter als 60 Jahre, die älteste Bewohnerin 87 Jahre. Alle Wohnungen in „Haus Mobile" sind barrierefrei gebaut und per Aufzug zu erreichen. In einem 68 Quadratmeter großen Raum mit Küchenzeile spielt sich das gemeinschaftliche Leben ab, ein zentraler Aspekt dieses Wohnprojekts. Spielabende für alle stehen auf dem Programm, Märchenstunden für die Kinder, Bastelnachmittage, das gemeinsame Frühstück am Sonntagvormittag. Dass die Gemeinschaft unter einem Dach auch Probleme und Enttäuschungen mit sich bringt, zeigen die folgenden Stimmungsbilder.

### Stimmungsbilder aus dem Haus Mobile

*„Wir sind eine Gemeinschaft von Individualisten. Die meisten versuchen, sich für das Gelingen des Zusammenlebens einzusetzen, einige versuchen gegen die Gemeinschaft zu arbeiten, und andere machen weder das eine noch das andere, sondern möchten einfach nur schön wohnen."*  José, M. C.

*„Die Erwartungen waren sehr hoch. Nicht alles ist so gekommen, wie es anfänglich geplant war. Trotzdem sind viele gute Begegnungen und Kontakte über das übliche Maß hinaus entstanden, auch zwischen Mietern und Eigentümern."*  Bernt H.

*„Mir fällt es nicht schwer, mich wohl zu fühlen, weil ich meine Erwartungen nicht zu hoch angesetzt hatte. Deshalb gilt für mich auch das bekannte Zitat: Ich kann nicht alle lieben."*

*Margarete P.*

*„Wichtig ist mir, dass hier versucht wird, über Konflikte zu reden, anstatt sie unter den Teppich zu kehren. Dies ist naturgemäß manchmal mehr und manchmal weniger erfolgreich."*

*Helma B.*

*(Quelle: Ministerium für Arbeit, Gesundheit und Soziales, Nordrhein-Westfalen)*

Alle zwei Wochen findet der Bewohnertreff statt, bei dem anstehende Fragen und Probleme erörtert und wichtige Beschlüsse gefasst werden. Auch für auftretende Pflegefälle ist man im „Haus Mobile" gerüstet. Schon jetzt haben sich die älteren Bewohnerinnen und Bewohner zu einer Telefonkette zusammengeschlossen. Man fragt in regelmäßigen Abständen nach einander. Wer krank wird und Hilfe benötigt, hängt ein Zeichen außen an die Türklinke. Auf diese Weise entstand ein soziales Hilfenetz im Haus. Auch können bei Bedarf ambulante Pflegedienste angefordert werden, damit die Betroffenen auch weiterhin in ihrer Wohnung verbleiben können. Ein Gästezimmer steht jederzeit für pflegende Angehörige zur Verfügung.

## Am Tremoniapark in Dortmund

Auf dem ehemaligen Zechengelände Tremonia in Dortmund steht heute das „WohnreWir". Die rot verputzten Wohngebäude und das Gemeinschaftshaus gruppieren sich um einen kleinen Hof mit Rasen, Spielfläche und Wasserpumpe. Seit Mai 2004 leben hier – am Rande des Tremoniaparks – 41 Menschen, elf unter 18, sechs über 60 Jahre alt. Ein generationsübergreifendes Wohnprojekt wie WohnreWir hat den Charakter einer Großfamilie. Kinder, die sonst ohne Geschwister oder Großeltern aufwachsen würden, leben nun Tür an Tür mit Gleichaltrigen und Menschen im Rentenalter. Anders als bei gängigen Nachbarschaften kennen die Kinder jeden einzelnen Bewohner, wissen, wie er oder sie heißt und wie die dazugehörige Wohnung aussieht.

Nach dem Motto „So viel Gemeinschaft wie möglich – so viel Privatsphäre wie nötig" ist die Anlage in öffentliche und nicht öffentliche Räume aufgeteilt. Während sich die Laubengänge zum Innenhof hin öffnen, liegen Balkone und Gärten auf der dem Innenhof abgewandten Seite. Das hat den Vorteil, dass ruhestörende Gemeinschaftsaktivitäten oder spielende Kinder nur wahrgenommen werden, wenn man sich in diesem öffentlichen Bereich aufhält. Die Laubengänge stellen Schnittpunkte für die verschiedenen Wege der Bewohner dar. Sie sind Orte der Begegnung und stehen den Mitgliedern als zusätzlich nutzbarer Außenraum zur Verfügung. Dreh- und Angelpunkt des Projekts ist das Gemeinschaftshaus. Der 60 Quadratmeter große Saal im Obergeschoss mit Küche und Balkon zum Innenhof ist sowohl für regelmäßige als auch für spontane Treffen der Bewohner vorgesehen. Der dreiseitig umschlossene Innenhof ist so gestaltet, dass er den unterschiedlichen Bedürfnissen und Vorlieben der Bewohner Rechnung trägt: Für die Kinder ist eine Spielfläche mit Wasserpumpe und Wasserlauf eingerichtet. Die Bewohner des Mehrfamilienhauses ohne eigenen Garten können sich Pflanzbeete anlegen. Eine großzügige Terrasse vor dem Gemeinschaftshaus, diverse Sitzbereiche und eine Boulebahn sind für Feiern, nachbarschaftliche Treffen und gemeinsame Spiele geeignet. Durch diese Gemeinschaftseinrichtungen erhöht sich die Wohnqualität aller Bewohner, vor allem derer der kleinen und gartenlosen Wohnungen. Ältere Bewohner, ob allein oder zu zweit, können so auch im hohen Alter noch am Gemeinschaftsleben teilnehmen. Familien mit Kindern wissen den autofreien Innenhof als Spielraum direkt vor der Tür zu schätzen, zumal dieser von allen Wohnungen einsehbar ist.

### Gute Gemeinschaft

*„Das Gemeinschaftsleben floriert. Den ganzen Sommer hat der Laubengang voller Leute gesessen an jedem Abend, der nur halbwegs ordentlich vom Wetter her war. Die Laubengänge sind groß genug, um sich miteinander hinsetzen zu können. Das hat etwas Südländisches. Unser einziges Problem sind momentan die Bewegungsmelder. Bei jedem Schluck Wein auf dem Laubengang geht das Licht an."* B. Pohlmann-Rohr

*(Quelle: Ministerium für Arbeit, Gesundheit und Soziales, Nordrhein-Westfalen)*

## Der Lübecker Aegidienhof

Die Vorteile traditioneller Großfamilien und Dorfstrukturen mit modernen Bedürfnissen nach individueller Freiheit und Selbstbestimmung verbinden – das wollte eine Gruppe Lübecker Bürger. Der Aegidienhof, mitten in der Altstadt von Lübeck, ist das größte soziale Wohnprojekt in Schleswig-Holstein. Bürgerinnen und Bürger aus Lübeck und Umgebung schlossen sich Ende 1999 zu einer Baugemeinschaft zusammen, um ein kostbares Stück Lübecker Altstadt zu erhalten und wieder zum Leben zu erwecken. Der Hof besteht aus einem Ensemble von zwölf Ziegelhäusern, die sich um einen großen Innenhof gruppieren und aus verschiedenen Epochen stammen.

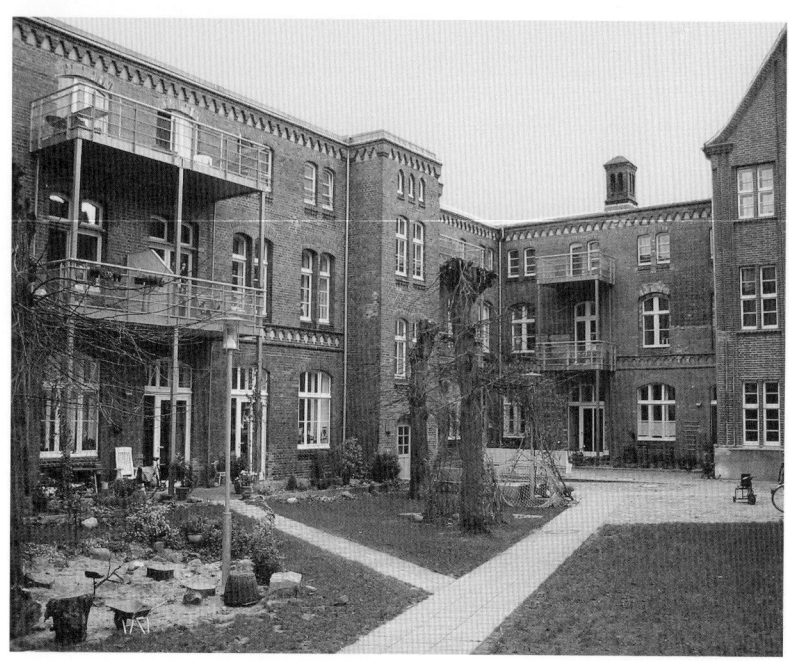

**Eine Idylle mitten in der Lübecker Altstadt ist der Aegidienhof, in dem mehrere Generationen zusammenleben.**

Fast jedes der zwölf Gebäude hat ein ganz eigenes Gesicht, geprägt durch die verschiedenen Entstehungszeiten in den vergangenen 700 Jahren. Die beiden ältesten Häuser, die Giebelhäuser an der St. Annen-Straße, gehen in ihren Ursprüngen auf die Zeit um 1300 zurück. Die Häuser sind unterschiedlich groß. Das kleinste hat nur 50, das größte – ein altes Werkstattgebäude von 1928 – über 1 000 Quadratmeter. Von 1999–2002 entstanden hier 62 moderne, in sich abgeschlossene Wohneinheiten; daneben gewerbliche Räume für Praxen, Ateliers und Büros, die überwiegend von den Bewohnern selbst betrieben werden. Gemeinschaftliche Einrichtungen wie Werkstatt, Fahrradkeller, ein Kultur- und Stadtteilcafé und der begrünte Innenhof sorgen dafür, dass Alt und Jung im Aegidienhof nicht beziehungslos nebeneinander leben.

*Stimmen der Bewohner*

*Karin Rincke, Hausfrau und Rentnerin: „Was mir besonders gefällt: Vor der Haustür sitzen und Leben um mich haben. Denn schließlich haben wir in unserer Hofordnung beschlossen: Das Spielen im Hof ist erwünscht!"*

*Inge Naes, Sekretärin: „Beide Möglichkeiten finde ich im Aegidenhof: Nähe und Distanz. Wenn mir danach ist, gehe ich gucken, was auf dem Hof los ist und halte ein Schwätzchen. Oder ich mache meine Wohnungstür hinter mir zu, um allein zu sein."*

*Michael Hoffmann, Erzieher und Berufsunfähigkeitsrentner: „Innerhalb meiner Wohnung gibt es keine Barrieren und Stufen. Gut, das gibt es nicht nur im Aegidienhof. Aber hier finde ich etwas, was ich so leicht woanders nicht gefunden hätte: Ich werde nie hilflos sein, wenn ich Hilfe brauche."* *(Quelle: LBS)*

## Wohnprojekt OLGA in Nürnberg

Nicht immer möchte die Gruppe von älteren Menschen, die sich für gemeinschaftliches Wohnen zusammengetan hat, ein Haus kaufen oder Genossenschaftseigentum erwerben, sondern mieten, wie die Nürnberger Frauen, die heute in der Chemnitzer Straße 2–4 wohnen. Die Chemnitzerstraße 2–4 verbindet eine ruhige Stichstraßenlage mit gut zu Fuß erreichbaren Haltestellen öffentlicher Verkehrsmittel, Geschäften, Arztpraxen und sozialen Einrichtungen. Hier entstanden elf Ein- und Zweizimmer-Wohnungen (47 und 60 Quadratmeter) mit Küche, Bad und großem Balkon, die barrierefrei über Laubengänge und Fahrstuhl zu erreichen sind. Der Umbau wurde mit Mitteln des BMFSFJ (Bundesministerium für Familie, Senioren, Frauen und Jugend) im Jahr 2003 als Modellprojekt gefördert. Die Idee der engagierten Frauen:

Sie wollen

- so lange wie möglich selbstbestimmt und selbstverantwortlich leben, jede in ihrer eigenen Wohnung,
- in Gemeinschaft frei, aber nicht allein, bei größtmöglicher Autonomie der Einzelnen wohnen,
- sich gegenseitig unterstützen und helfen – wenn nötig, mit Hilfe von außen,
- eine Alternative zu betreutem Wohnen und Altenheim wagen, sich nicht nur auf den Staat oder die Familie verlassen,
- lebendig und wendig bleiben durch gegenseitige Anregungen und gemeinsame Unternehmungen.

Die Ziele:

- Mit verschiedenen Aktivitäten die Öffentlichkeit informieren und Politik und Gesellschaft auf alternative Wohnmöglichkeiten aufmerksam machen.
- Durch das Gelingen des eigenen Projektes gesetzliche Rahmenbedingungen ändern, damit Bauförderung für Wohnprojekte ähnlicher Art zukünftig möglich sein wird.
- Interessierte Gruppen unterstützen.

OLGA steht übrigens für „Oldies leben gemeinsam aktiv", dem Grundgedanken des bundesweit einmaligen Wohnprojekts. Verwirklicht wurde es von einer Gruppe Frauen zwischen 57 und 75 Jahren in Zusammenarbeit mit der städtischen Wohnungsbaugesellschaft Nürnberg wbg. Als Gesellschaft bürgerlichen Rechts schloss OLGA einen Sondermietvertrag mit der wbg ab. Die Gruppe haftet gesamtschuldnerisch. Steht eine Wohnung leer, müssen alle gemeinsam die Miete dafür bezahlen. Die Bewohnerinnen machen keinen Hehl daraus, dass hin und wieder auch der Haussegen ein bisschen schief hängt, etwa wenn in der Gemeinschaftswohnung temperamentvoll musiziert wird. Die ewige Glückseligkeit gibt es nirgendwo und Konflikte gehören eben zum Zusammenleben dazu. Angetan von diesem Wohnprojekt ist auch Renate Schmidt, Bundesministerin für Familie, Senioren, Frauen und Jugend. Ihr Ministerium hat die Realisierung, die der wbg rund eine Million Euro Investitionskosten wert war, mit 175.000 Euro unterstützt (dadurch konnte die Miete auf 6,20 Euro/m² gesenkt werden). Ihre Begründung: „Wenn ich an das Projekt

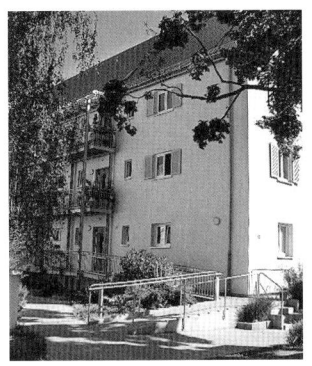

Ein Wohnprojekt, das Mut macht, ist OLGA in Nürnberg, das von Frauen für Frauen ins Leben gerufen wurde.

alternde Renate denke, könnte ich mir gut vorstellen, dass ich eines Tages an die Türe von OLGA klopfe."

## Beginenhöfe

Ebenfalls ein reines Frauen-Wohnprojekt sind die Beginenhöfe, die es mittlerweile nahezu überall in Deutschland gibt. Die Vision der Beginen des 21. Jahrhunderts ist ein Haus, in dem eine Gemeinschaft entsteht, die auf Freiwilligkeit und Achtsamkeit aufbaut. Eine lebendige, vertraute Nachbarschaft, in der Frauen jeden Alters mit oder ohne Anhang in Solidarität leben können – in Eigenständigkeit und mit den Rückzugsmöglichkeiten, die jede für sich entscheidet. Die Beginen-Frauen, die sich seit einigen Jahren in Deutschland, Österreich und der Schweiz auf ihr mittelalterliches Vorbild berufen, greifen mit ihrem Namen auf ein historisches Vorbild zurück, die mittelalterliche Bewegung der Beginen. Die historischen Beginen waren Singlefrauen, die in einem spirituellen Kontext gemeinschaftlich und fast hierarchiefrei in

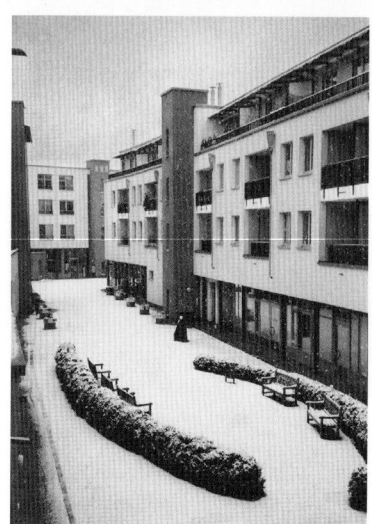

**Die frommen Beginen des Mittelalters hätten ihre Freude daran, dass ihr Lebens- und Wohnkonzept heute – wie hier in Bremen – wieder eine Renaissance erlebt.**

Stiftungshäusern oder Höfen wohnten. Sie unterstützten sich gegenseitig und bestritten ihren Lebensunterhalt im sozialen, handwerklichen oder Bildungsbereich selbst. Sie lebten – gemessen an mittelalterlichen Vorstellungen – in einer relativen Autonomie und können als die erste Frauenbewegung der Weltgeschichte bezeichnet werden. Der Kirche, die sie zunächst duldete, waren diese selbstständigen Frauen bald ein Dorn im Auge. Während die Beginenhäuser durch die „Bulle Gloria virginalis" 1233 erlaubt waren und sich ungestört entwickeln konnten, wurden die vagabundierenden Beginen, die es auch gab, schon bald vor das Inquisitionsgericht gestellt und verurteilt. In den Jahren 1366–1378 schließlich wurden die meisten Beginen exkommuniziert, ihr Besitz beschlagnahmt, verkauft oder ihre Häuser sogar in Inquisitionsgefängnisse umgewandelt. Die dritte allgemeine Verfolgungswelle erreichte Ende des 15. Jahrhunderts ihren Höhepunkt mit dem Erscheinen des „Hexenhammers". Die noch verbliebenen Beginenhäuser wurden später in Deutschland im Zuge der Reformation aufgelöst. Eine „Frauenbewegung" war damit zunichte gemacht worden.

Mittlerweile gibt es in vielen deutschen Städten von Frauen initiierte und gelebte Beginenhöfe, so zum Beispiel der 2001 in der Bremer Neustadt bezogene Hof des gemeinnützigen Vereins „Bremer Beginenhof Modell e.V." Auch in Berlin, Köln, Bielefeld,

Dortmund, Essen, Fulda, Krefeld, Münster, Rostock usw. haben sich Frauen unterschiedlichen Alters zusammengefunden, um gemeinsam zu leben. Wer sich dafür interessiert, sollte sich an den Berliner Dachverband wenden (siehe Adressen).

### *Projekt Lutterothstraße 39, Hamburg*

*Matthias P. (41) wohnt in einem Jung-und-Alt-Projekt: „Wir wollten unbedingt in eine Gruppe, in der Familien leben und die Betreuung der Kinder gesichert ist." Weil zwei ältere Damen in der Planungsphase abgesprungen sind, ist in dem 22 Einheiten umfassenden Projekt Lutterothstraße 39 jedoch keiner älter als 55. So passen die Familien untereinander auf den Nachwuchs auf. Da die Eigentumswohnungen aber alle alten- und behindertengerecht ausgestattet sind, muss niemand ausziehen, wenn er immobil wird. Das gewährleisten der Fahrstuhl und genügend Bewegungsfreiheit im Bad. „Uns ist vor allem das Miteinander in der Hausgemeinschaft wichtig", betont P., der zusammen mit Ehefrau und zwei Kindern auf 100 Quadratmetern lebt.*                      *(Quelle: Mieterverein Hamburg)*

## Engagierte Wohnungsbaugesellschaften

Ältere Menschen wollen möglichst nicht von fremder Hilfe abhängig werden, und sie möchten in ihren vertrauten Wohnquartieren bleiben. Da bei ihnen nicht mehr die Arbeit das Lebensbestimmende ist, konzentrieren sich Gemeinsamkeitsaktivitäten auf das Wohnen. Das gemeinschaftliche Wohnen bildet damit einen neuen Lebensstil. Meist geht die Initiative von einem kleinen Kreis aus, der sich dann auf die Suche nach Mitstreitern begibt. Wer sich entschließt, ein Wohnprojekt in die Realität umzusetzen, braucht einen langen Atem und sehr viel Geduld. Geeignete und finanzierbare Häuser sind schwer zu finden. Die mangelnde Beratung – es gibt bundesweit nur wenige Projektberatungsstellen – erschwert das Unternehmen. Die lange Realisierungszeit lässt viele Mitstreiter wieder abspringen. Viele „junge Alte" sind aus finanziellen Gründen nicht in der Lage, mit anderen gemeinsam als Bauherr aufzutreten und wollen sich dieser Anstrengung nicht aussetzen. Doch mittlerweile engagieren sich auch immer mehr Wohnungsbaugesellschaften für das gemeinschaftliche Wohnen, so dass auch Rentner mit einem geringeren Einkommen die Möglichkeit haben, hier zu leben und eine bessere Lebensqualität zu erfahren.

„Nicht nur dem Leben Jahre, sondern den Jahren Leben geben", lautet das Motto des Herner Vereins „Wohnen im (Un-)Ruhestand" (WIR). Er stellt ein Wohnmodell für ältere Menschen in Selbstverwaltung zur Verfügung. Ziele des Wohnmodells in Hausgemeinschaft sind: Vorbeugung gegen Vereinsamung, gegenseitige Hilfe im Bedarfsfall, Selbstorganisation professioneller Hilfen, Verbleib in den eigenen vier Wänden bis zum Lebensende. Eigentümerin ist die Gemeinnützige Wohnungsbau GmbH. Sie bot dem Verein 1996 an, 14 Wohnungen nach den Vorstellungen der Gruppe zu bauen. Der Verein nahm das Angebot sofort an, denn die Lage des Grundstücks entsprach in idealer Weise den Vorstellungen der Mitglieder. Zehn Minuten Fußweg zur Herner City, zehn Minuten zum Stadtpark, ein Supermarkt direkt nebenan und die Bushaltestelle vor der Tür. Zudem berücksichtigte die HGW den Wunsch des Vereins, die Baupläne mitzugestalten und eine Wohnungsvergabe durch den Verein für seine Mitglieder zu ermöglichen, Mietverträge auf Lebenszeit abzuschließen und einen Gemeinschaftsraum einzuplanen. Ende 1999 zogen acht Alleinstehende und sechs Ehepaare in die Wohnungen ein. Die Idee der gegenseitigen Unterstützung begann ganz selbstverständlich und hält bis heute an. Wer pflegebedürftig wird, erhält professionelle Pflege, bei der der Verein, der über 100 Mitglieder hat, tatkräftig berät und unterstützt.

### Projekt Max-Brauer-Allee in Hamburg

*Im September 2006 zog Ingrid L. in ihre 60 Quadratmeter große „Traumwohnung" ein. „Arbeiten, Wohnen, Kultur und Kinderbetreuung sind in dem Projekt Max-B eng miteinander verbunden, außerdem ist im Hinterhof eine kleine grüne Oase entstanden", erklärt die Architektin Iris Neitmann das Vorhaben mit einem Investitionsvolumen von 17,5 Millionen Euro. Frau L., die im Parterre wohnt, hat die „Oase", die langsam Gestalt annimmt, direkt vor den Augen und fühlt sich „ausgesprochen wohl" in der acht Parteien umfassenden Hausgemeinschaft im Alter von drei bis 70 Jahren – darunter sieben Kinder. Ihre Nachbarn im Haus 233 arbeiten als Lehrer, Grafik-Designer oder Architekten. Besonders gut gefallen hat der Seniorin, dass alle späteren Bewohner in jeden Planungsschritt eingebunden waren: „Das Grundkonzept stammt zwar von unserer Architektin, wir konnten aber über alles mitentscheiden – von der Farbe für die Außenfassade bis zur Gestaltung des Gartenkomplexes." Heute leben an der Max-Brauer-Allee 231–247 in neun Häusern 225 Bewohner jeden Alters.* (Quelle: Mieterverein Hamburg)

## Mit den Kindern zusammenleben

Was früher einmal selbstverständlich war, ist heute eher die Seltenheit: das Zusammenleben von Senioren-Eltern, erwachsenen

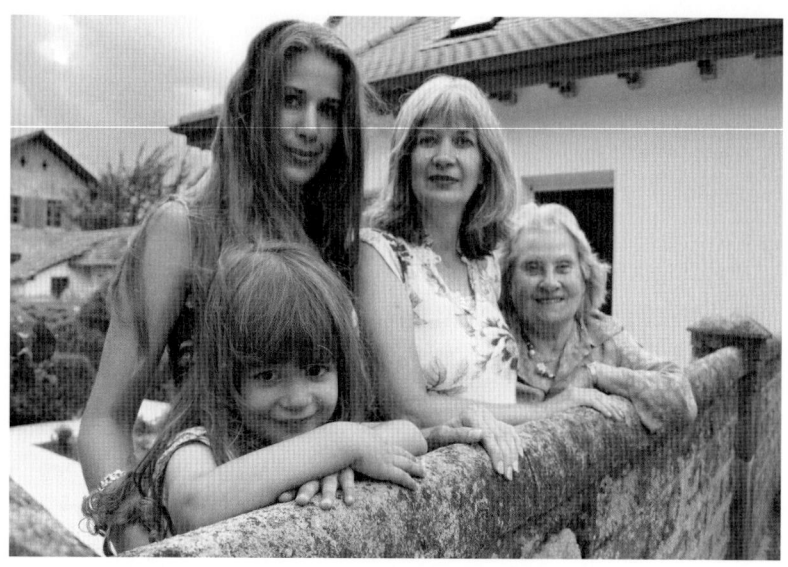

**Vier Frauen, vier Generationen – eine Alternative zum Alleinsein.**

Kindern und Enkelkindern unter einem Dach. So wenig ideal, wie sich das Zusammenleben mehrerer Generationen vor 100 Jahren gestaltete, so wenig beliebt ist es bei den jungen Alten heute. Viele sind es nicht, die es in den Haushalt ihrer Kinder zieht. Die meisten bevorzugen – zumindest solange sie nicht pflegebedürftig sind – Nähe aus Distanz. Man hilft einander gern, aber man genießt auch die Unabhängigkeit. Das gilt für beide Seiten.

### Drei Generationen unter einem Dach im Schwarzwald

*Oma Olla und Opa Hans, die nach dem Zweiten Weltkrieg aus einer deutschen Siedlung in Polen in den Westen flüchteten, stammen beide aus großen Bauernfamilien. „Da war es normal, dass die Alten erst für die Jungen sorgen und später dann umgekehrt", erklärt Oma Olla. Als ihre Tochter eine eigene*

*Familie gründete und mit ihrem Mann ein Haus bauen wollte, lag es für sie nicht fern, gemeinsam das Haus zu bauen, in dem Jung und Alt zusammenleben sollten. Die Vorteile zeigten sich rasch: Oma und Opa erwiesen sich als gute Babysitter und sprangen ein, wenn Mutter Gunda zur Arbeit musste. „Aber auch für uns ist es eine große Erleichterung zu wissen, dass immer jemand da ist, der uns helfen kann", sagt Oma Olla. Sie freuen sich vor allem über die kleinen, alltäglichen Gefälligkeiten und Begegnungen, wenn die Enkel mal Sprudelkisten in den Keller tragen oder Kerstin mit ihrem Freund zum Kartenspielen vorbeikommt.*

*(Quelle: Sabine Strauß, in: Schekker. Das Jugendmagazin)*

Wer sich dafür entscheidet, zu den erwachsenen Kindern zu ziehen, weil es sich zum Beispiel finanziell rechnet (Sie tragen beispielsweise dazu bei, dass der Hausbau überhaupt erst möglich wurde) oder gegenseitige Hilfe im Alltag besser zu leisten ist, sollte nicht zu hohe Erwartungen an das Zusammenleben stellen. Das gemeinschaftliche Wohnen von Eltern und Kindern kann sich schwieriger gestalten als das Zusammenleben mit Nicht-Verwandten. Am besten ist es, wenn Sie in zwei getrennten Haushalten leben, zum Beispiel in einem Zweifamilienhaus. Sie verfügen dann über eine Privatsphäre, in die Sie sich zurückziehen können. Hüten Sie sich, Ihre Lebensvorstellungen auf Ihre Tochter bzw. Ihren Sohn übertragen zu wollen und vermeiden Sie es, sich in ihre Angelegenheiten einzumischen, es sei denn, Sie werden um Rat gefragt. Umgekehrt möchten Sie auch nicht, dass man Sie in irgendeiner Weise bevormundet. Das generationsübergreifende Zusammenleben scheint auch in unserer heutigen Zeit gut zu funktionieren, sofern man Rücksicht aufeinander nimmt, den anderen auch einmal in Ruhe lässt. Sind die Lebenswelten von Eltern und Kindern sehr unterschiedlich, ist von einem Zusammenleben eher abzuraten.

Probleme können auftreten, wenn eine Rund-um-die-Uhr-Betreuung notwenig wird. Viele Angehörige, in der Regel noch berufstätig und mit eigenen Kindern im Haushalt, sind dann schlichtweg überfordert. Klären Sie im Vorfeld – bevor Sie unter das Dach Ihrer Kinder ziehen – was in einem solchen Fall möglich ist. Die Kosten für eine Vollzeitpflege (ab rund 5.000 Euro aufwärts) durch eine professionelle Pflegekraft aus Deutschland sind für viele nicht bezahlbar. Wie gerufen kommen da häufig die Angebote günstiger Haushaltshilfen und Arbeitskräfte aus Osteuropa. Viele Frauen aus Polen, Slowenien, Ungarn, Bulgarien, Rumänien und Tschechien bieten inzwischen bei uns in Deutschland ihre Hilfe an. Nicht selten ziehen sie dafür sogar während der Dauer ihres Aufenthaltes bei den pflegebedürftigen Kranken ein und sind dann rund um die Uhr für sie da. Doch die Gefahr, in die Illegalität abzugleiten, ist sehr groß. Denn es gilt einiges zu beachten, wenn man die osteuropäischen Arbeitskräfte gesetzeskonform einstellen möchte. Unter anderem dürfen diese beispielsweise hier nur als Haushaltshilfen mit einem entsprechenden Tätigkeitsspektrum beschäftigt werden, dies gibt die Beschäftigungsverordnung vor. Mit anderen Worten: Sie dürfen keine Dienstleistungen verrichten, für die es einer medizinischen Schulung bedarf, wie zum Beispiel anlegen und wechseln von Verbänden, Spritzen setzen oder Ähnliches. Ausländische Frauen, die legal über die Arbeitsagentur vermittelt werden, erhalten rund 1.200 Euro.

**Gemeinschaftliches Wohnen von Eltern und Kindern ist oft schwieriger als das Zusammenleben mit Nicht-Verwandten.**

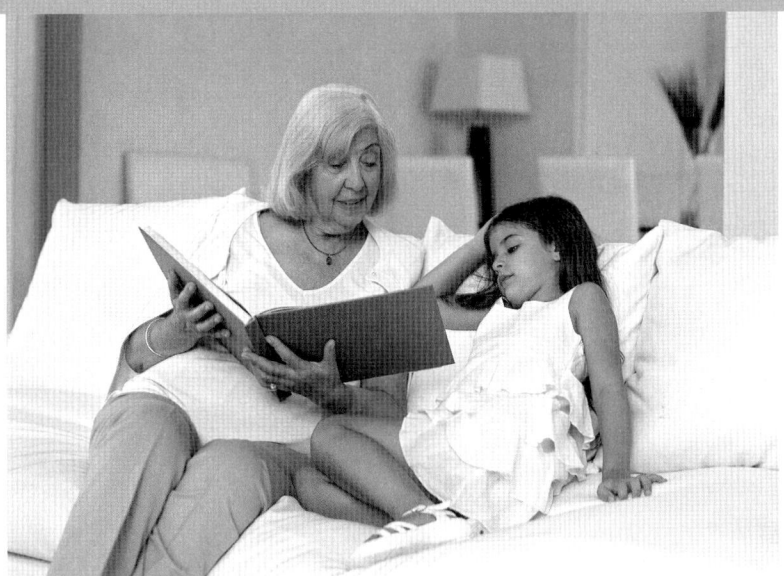

Stimmen die Voraussetzungen, kann das Leben von mehreren Generationen unter einem Dach eine lebendige Alternative zum Alleinsein bilden.

### Aktionsprogramm Offener Treff

*Als Antwort auf die neuen Bedürfnisse von Jung und Alt hat das Bundesministerium für Familie, Senioren, Frauen und Jugend das bundesweite Aktionsprogramm Mehrgenerationenhäuser ins Leben gerufen. Das Ziel des Aktionsprogramms ist, den Zusammenhalt zwischen den Generationen auch außerhalb der Familien zu stärken.*

*Die Bundesregierung fördert mittlerweile 500 derartige Projekte. Sie werden jeweils über einen Zeitraum von fünf Jahren mit jährlich 40.000 Euro bezuschusst. Es handelt sich hier allerdings nicht um Wohnprojekte. Die Mehrgenerationenhäuser bieten allen Generationen bezahlbare und attraktive Dienstleistungen an, die sich ganz nach dem lokalen Bedarf richten. Dazu bauen die Mehrgenerationenhäuser ein nachbarschaftliches Netzwerk von familiennahen Services auf, in das sich jeder mit seinen Fähigkeiten einbringen kann.*

## Ins Ausland gehen

Im Auftrag des Magazins Reader's Digest Deutschland ermittelte das Meinungsforschungsinstitut Emnid im Jahr 2004, dass sich 49 Prozent der Bürger vorstellen können, den Lebensabend im Ausland zu verbringen. Vor allem Männer (52 Prozent) würden diesen Umzug auf die alten Tage noch wagen wollen, Frauen (47 Prozent) seien skeptischer. Immer mehr rüstige Mitsechziger treibt es nach dem Arbeitsleben tatsächlich in südlichere Gefilde, etwa nach Italien, Mallorca oder sogar in die Türkei, wo das Leben und Wohnen sehr billig ist. Glaubt man der Rentenauszahlungsstatistik, sind weitere beliebte Wohnsitze von Senioren die USA, Österreich und Frankreich. Schon heute leben rund 150 000 deutsche Ruheständler im Ausland. Innerhalb der Europäischen Union ist dies kein Problem, die Rente wird aus Deutschland auch auf ein ausländisches Konto überwiesen. Wer auf Dauer seine Rente jenseits der Grenzen beziehen möchte, braucht lediglich einen formlosen Antrag zu stellen und dabei der Rentenversicherung seine Kontodaten zu übermitteln. Bei der Wahl der neuen Heimat spielen bei jedem dritten Deutschen die gute Versorgung durch Gesundheits- und Sozialdienste, eine sichere Umgebung sowie der Umstand, für Familie und Freunde gut erreichbar zu sein, eine große Rolle. Beim Auswandern sollte man aber auch daran denken, später vielleicht auf fremde Hilfe angewiesen zu sein. Leistungen der Pflegeversicherung werden auch im EU-Ausland gewährt. Allerdings entfällt ein Anspruch auf Sachleistungen. Wer in ein ausländisches Pflegeheim kommt, muss also für die Kosten selbst aufkommen. Pflegegeld gibt es bei einem Aufenthalt außerhalb der EU nicht.

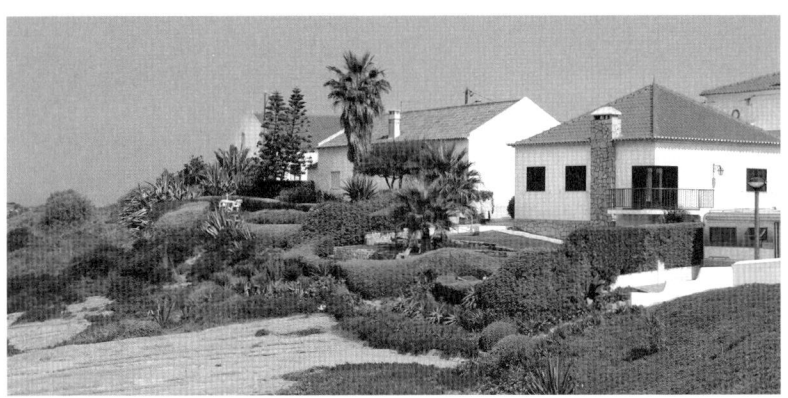

**Viele Mittsechziger wollen ihr Leben lieber im Ausland in vollen Zügen genießen.**

Doch es gilt wesentlich mehr zu bedenken, wenn Sie Ihre Zelte in Deutschland ganz abbrechen möchten. Selbst wenn Sie alles sorgfältig abgeklärt und geplant haben, kann es sein, dass die Realität anders ist, als Sie erwartet oder erhofft haben. Nicht immer werden die Erwartungen erfüllt. Vor allem bei Krankheit kann es zu unerwarteten Problemen kommen. Wer den Ruhestand außerhalb Deutschlands ins Auge fasst, sollte körperlich und geistig fit sein. Ungewohntes Klima, anderes Essen, vor allem aber eventuelle Sprachbarrieren, Kulturunterschiede und das Fehlen von Freunden und Verwandten sollten mit den erhofften Vorteilen im Traumland gründlich abgewogen werden. Ein längerer Urlaub ist deshalb die ideale Vorbereitung. In welchem Land möchten Sie leben? Wie wollen Sie dort wohnen? Sind Sie bei Krankheit und Pflegebedürftigkeit abgesichert? Wenn diese Fragen beantwortet sind, kann das Auswandern im Lebensabend gelingen, wenn Sie sich auf Land und Leute einlassen. Verstirbt der

**Ruhestand unter Palmen – nicht immer das Paradies im Alter.**

Ehepartner, ist es von allergrößter Bedeutung, dass ein soziales Netzwerk vorhanden ist, Sie sich mit den dort lebenden Menschen verständigen können und sich eingelebt haben. Sonst kommt schnell so etwas wie Heimweh auf und Vereinsamung droht.

Vielleicht sollten Sie stattdessen einen anderen Weg wählen, wenn Sie nicht auf Freunde, Familie und gute, lieb gewonnene Nachbarn verzichten möchten und für den Fall einer Krankheit sich in Deutschland besser versorgt fühlen. Nichts steht einem mehrere Monate dauernden Urlaub im Wege. Die sicheren Zelte in Deutschland bleiben bestehen.

### ||| TIPP

Nützliche Informationen erhalten Auswanderungswillige beim Bundesverwaltungsamt. Unter www.bva.bund.de finden Sie die Beratungsstelle in Ihrer Nähe.

## Wohnprojekte bei unseren Nachbarn

In Dänemark wurden seit den 1960er-Jahren eine Reihe von so genannten Cohousing-Projekten ins Leben gerufen. Eine Cohousing-Kommune ist eine geplante Gemeinschaft, die aus privaten Wohnungen oder Häusern besteht, die durch umfangreiche Gemeinschaftseinrichtungen ergänzt werden. Das Zusammenleben wird gemeinsam geplant und bewirtschaftet, mit dem Ziel, das Miteinander mit Nachbarn zu fördern. Zu den Gemeinschaftseinrichtungen zählen normalerweise große Küchen und Speisezimmer, in denen die Bewohner abwechselnd für die Gemeinschaft kochen können. Andere Gemeinschaftseinrichtungen können beispielsweise Waschküchen, Kindertagesstätten, Büros, Internet-cafés, Heimkinos, Bibliotheken, Werkstätten und Fitnessstudios sein. Mit dem Seniorenwohngesetz von 1987 veränderte der Staat Dänemark die Altenwohnlandschaft dann radikal: die Form des traditionellen Altenheims wurde komplett durch Seniorenwohnungen und Seniorenwohngemeinschaften ersetzt. Davon sollten wir uns in Deutschland „eine Scheibe abschneiden"!

In den Niederlanden sind gemeinschaftliche Wohnprojekte ebenfalls sehr viel stärker vertreten als in Deutschland, wo sie noch ein Nischen-Dasein fristen. Der Grund: Derartige Projekte werden dort mehr gefördert. So existiert eine landesweit tätige, staatlich bezuschusste Organisation (LVGO) zur Beratung, Begleitung und Fortbildung von Projektgruppen älterer Menschen. Niederländische Wohnprojekte sind meist Gemeinschaften älterer Menschen – Alt und Jung unter einem Dach findet man bei unserem Nachbarn eher selten. Die meisten Projekte werden von sozialen Organisationen oder Kommunen initiiert. Diese führen die Interessenten auf lokaler Ebene zusammen und begleiten den Prozess bis zur Konsolidierungsphase. Professionelle Unterstützung bei der Diskussion unterschiedlicher Wohnvorstellungen sowie der Klärung von Rechts- und Finanzierungsfragen kann die Findungs- und Konsolidierungsphase erheblich verkürzen. In der Realisierungsphase treffen die niederländischen Gruppen auf eine größere Bereitschaft der Kommunen und Wohnungsunternehmen, Grundstücke und Gebäude zur Verfügung zu stellen und sich auch auf den erforderlichen Mitbestimmungsprozess einzulassen. Seit 1995 gibt es ein Gütesiegel, das die Anforderungen an altersgerechten Wohnungen festlegt. Als Standard gilt eine Grundfläche von 68 Quadratmetern und drei Zimmern – auch für eine Person.

Dies ist ein Grund dafür, dass immer mehr Wohnungsgesellschaften bereit sind, derartige Projekte zu fördern. Die Häuser werden immer häufiger so gebaut, dass sie jederzeit in normale Mehrfamilienhäuser zurückverwandelt werden können. Die Gemeinschaftsräume werden so weit wie möglich auf der Grundfläche einer Wohnung erstellt und sind damit zu einer weiteren Wohnung zurückzubauen.

Hinsichtlich der räumlichen Anforderungen des gemeinschaftlichen Wohnens älterer Menschen lässt sich in Deutschland ein ähnlicher Trend beobachten. Auch hier legen die Gruppenmitglieder immer mehr Wert auf eine gesicherte Privatheit in einer abgeschlossenen Wohnung mit vollständig ausgerüsteter individueller Küche und eigenem Bad. Der Gemeinschaftsraum wird nicht mehr – wie in studentischen Wohngemeinschaften und einigen Projekten aus der Anfangsphase des gemeinschaftlichen Wohnens älterer Menschen – als große Wohnküche mit dem Anspruch des gemeinsamen Kochens und Essens geplant, sondern dient dem relativ unverbindlichen geselligen Beisammensein.

**Mehrgenerationenhaus bedeutet oft auch Generationskonflikte.**

Die Vorteile gemeinschaftlichen Lebens liegen klar auf der Hand. Gegenseitige Unterstützung und Hilfe, Kontakte, die der Vereinsamung entgegenwirken und vieles mehr. Doch wo „Sturm und Drang" der jungen Familien auf die Lebenserfahrung der Älteren trifft, ergeben sich schnell auch Generationskonflikte. Das sollten Sie bedenken, wenn Sie in ein Mehrgenerationenhaus ziehen möchten. Auch wenn Sie planen, mit Ihren Kindern zusammenzuziehen.

# Betreutes Wohnen

Auch wenn Wohnprojekte, in denen junge Familien und ältere Menschen ihr Zusammenleben gemeinsam gestalten, große Beachtung und Zuspruch finden, werden sie doch absehbar keine Lösung für die breite Bevölkerung sein. Die Architektin Iris Neitmann, die an mehreren Wohnprojekten in Hamburg mitgearbeitet hat, warnt vor Illusionen: „Es fühlen sich vor allem diejenigen wohl, die aus großen Familien stammen oder mit vielen Menschen um sich herum aufgewachsen sind." (Mieterjournal 1/2007) Wenn gemeinschaftliches Wohnen also für Sie nicht in Frage kommt, ist dann das Betreute Wohnen die Alternative? Lässt sich hier der Wunsch nach selbstständiger Lebensgestaltung, sozialen Kontakten und Hilfe in Not- und Krankheitsfällen optimal erfüllen? Für wen ist Betreutes Wohnen überhaupt geeignet?

Betreutes Wohnen ist eine Wohnform für Menschen, die ihr Leben und ihren Haushalt noch weitestgehend allein gestalten können, aber in einem sicheren Umfeld leben möchten und bei Bedarf auf professionelle Beratung und Hilfe zugreifen wollen. Sie bietet sich an, wenn die eigene Wohnung aus gesundheitlichen, finanziellen oder sozialen Gründen für den Lebensabend nicht geeignet ist bzw. wenn man in die Nähe seiner Kinder ziehen möchte. Der Umzug in eine betreute Wohnung lohnt sich, wenn Lage und Ausstattung der neuen Wohnung inklusive der Betreuungs- und Serviceleistungen Ihre Wohn- und Lebenssituation deutlich verbessert. Beim Betreuten Wohnen versucht man, die Vorteile des Lebens im eigenen Haushalt mit den Vorteilen des Lebens in einem gut ausgestatteten

**Grundsatz beim Betreuten Wohnen: So viel Selbstständigkeit wie möglich, so viel Hilfe wie nötig!**

Heim zu kombinieren. Es gilt der Grundsatz: so viel Selbstständigkeit wie möglich, so viel Hilfe wie nötig.

Leider gibt es für das Betreute Wohnen bislang weder verbindliche Standards noch ist der Begriff gesetzlich geschützt. Jeder Anbieter kann selbst bestimmen, welche Leistungen er unter Begriffen wie „Begleitendes Wohnen", „Wohnen mit Service", „Wohnen Plus" oder „Seniorenresidenz" anbietet. Wichtige Unterschiede betreffen vor allem die Organisationsformen, Qualität, Art und Umfang der Hilfen und den Preis. Sie sollten deshalb dringend verschiedene Angebote und die Kosten vergleichen, damit Sie am Ende keine bösen Überraschungen erleben. Eine verbindliche Qualitätsprüfung durch staatliche Stellen oder andere Einrichtungen findet nämlich nicht statt. Angebot und Preis regelt der Markt. Seriöse Anbieter, denen das Wohlbefinden ihrer zukünftigen Mieter und Kunden wichtig ist, informieren von sich aus umfassend und ehrlich über alle Leistungen und Angebote ihrer Anlage, da sich nur so falsche Erwartungen und möglicher Streit vermeiden lassen. Auf keinen Fall sollte eine Wohnung im Betreuten Wohnen ohne vorherige ausführliche Besichtigung der Wohnung, der Anlage und des Umfeldes angemietet werden. Wichtig sind auch Gespräche mit anderen Bewohnern und dem Servicepersonal. Je geringer die eigenen Bewegungsmöglichkeiten im Laufe der Zeit werden, desto wichtiger werden die eigene Wohnung und die unmittelbare Nachbarschaft.

**Bevor Sie sich endgültig für Betreutes Wohnen entscheiden: Angebote und Kosten vergleichen, um keine bösen Überraschungen zu erleben!**

Auf der Suche nach einem geeigneten Haus müssen Sie klären, an welchen Ort Sie ziehen wollen: ruhig, zentral, in der Nähe Ihrer

Kinder usw.? Haben Sie diese Frage für sich geklärt, können Sie sich auf die Suche vor Ort begeben. Informationen bieten:

- die Gemeinde (Sozial- oder Seniorenamt, Wohnungsamt, Baubehörde, Seniorenvertretung und -beauftragte),
- Wohlfahrtsverbände und private Träger,
- Initiativen zum Wohnen im Alter,
- Bausparkassen, Immobilienabteilungen der Banken und Sparkassen,
- Genossenschaften,
- private Bauträger (z. B. Wohnungsbaugesellschaften).

Viele Gemeinden verfügen über eine Übersicht des regionalen Angebots zum Betreuten Wohnen. Daher sollten hier die ersten Erkundigungen eingezogen werden. Wenn Sie dann über das Angebot des Betreuten Wohnens in Ihrer Region informiert sind, können Sie sich ausführliches Informationsmaterial der verschiedenen Häuser (mit Angabe über Angebote und Preise) schicken lassen.

Vereinbaren Sie immer einen Besuchstermin und lassen Sie sich alles so genau wie möglich zeigen und erklären, schauen Sie sich auch die Umgebung in Ruhe an. Wichtig ist auch die Ausstattung der Wohnung und des Hauses. Neuere Anlagen des Betreuten Wohnens halten in der Regel die Normen für barrierefreies Wohnen ein (DIN 18025 Teil 2), das heißt,

- der Mieter kann seine Wohnung von der Straße aus ohne Treppen zu steigen erreichen,
- auch die Wohnung selbst enthält keine Stolperfallen oder sonstige Hindernisse,
- die Duschen sind ebenerdig,

- der Ausgang zum Balkon hat nur eine sehr niedrige Schwelle,
- die Räume enthalten ausreichend Bewegungsflächen,
- wünschenswert sind auch für Einzelpersonen zwei Räume mit 40–50 Quadratmeter.

Ob das Leben in einem Haus des Betreuten Wohnens angenehm ist und sich soziale Kontakte unter den Bewohnern entwickeln können, hängt entscheidend davon ab, ob ausreichend frei nutzbare Räume für Begegnungen zur Verfügung stehen und verschiedene gemeinschaftliche Aktivitäten angeboten werden. In älteren Häusern werden diese Bedingungen nicht immer eingehalten, daher sollte man immer vor Vertragsabschluss prüfen, ob die Ausstattung von Wohnung und Haus insgesamt akzeptabel ist.

## Ein Blick zurück

Das Betreute Wohnen tauchte erstmals Mitte der 1980er-Jahre als neues Wohnmodell auf. Bei vielen Projekten, die in dieser Anfangsphase entstanden, war das Vorbild des Heimes noch deutlich erkennbar. Der Wohnstandard sollte mit dem Versorgungsstandard eines Alten- oder Pflegeheims kombiniert werden. So verfügt das bekannte Stuttgarter Pilotprojekt „Haus am Weinberg" hauptsächlich über 1½- oder Zweizimmer-Wohnungen mit Kochnische, und die Bewohner konnten anfangs zwischen drei Servicepaketen mit der Bezeichnung „Wohnheim-Charakter", „Altenheim-Charakter" und „Pflegeheim-Charakter" wählen. Zugleich gab es von Anfang an aber auch Projekte, die den Wohncharakter und die Integration in eine Quartiersnachbarschaft in den Vordergrund stellen. Zu diesen Projekten gehören zum Beispiel das Integrierte Wohnen München-Nymphenburg und das Integrierte Wohnen Neu-Isenburg. In diesen Projekten werden die pflegerischen Leistungen nicht im Gebäude selbst vorgehalten, sondern durch ambulante Dienste erbracht, die bei Bedarf von einer vor Ort anwesenden Präsenzkraft vermittelt werden. Nach der Wiedervereinigung entwickelte sich im Osten Deutschlands eine weitere Form des Betreuten Wohnens, bei der vor allem Hochhaus-Plattenbauten zu Betreuten Wohnanlagen umgerüstet wurden. Prominente Beispiele hierfür sind das Hochhaus in Grimma, das Betreute Wohnen in Weimar-Nord und das betreute Wohnen in Halle-Trotha. In allen drei Fällen wurden ein oder mehrere Hochhäuser, die aufgrund der geringen Wohnungsgrößen schon zu DDR-Zeiten vorrangig von älteren Menschen bewohnt waren, durch Umbaumaßnahmen und Integration von Dienstleistungen zu Betreuten Wohnanlagen umfunktioniert. Die ersten Projekte, die auf den Markt kamen, konnten überdurchschnittliche Renditen erzielen, weil die älteren Menschen bereit waren, für die gebotene Betreuungssicherheit auch einen überdurchschnittlichen Miet- oder Kaufpreis zu akzeptieren. Diese erste Euphorie über das Betreute Wohnens währte aber nicht lange. Schon in der Mitte der 1990er-Jahre gab es die ersten Leerstände in den hochpreisigen Anlagen. Ende der 1990er-Jahre stellte sich dann eine gewisse Normalisierung ein. Grundlegende Strukturprinzipien hinsichtlich der Versorgung mit Wohnungen, Gemeinschaftsräumen, Betreuungs- und Dienstleistungen hatten sich etabliert, und man akzeptierte, dass es eine große Vielfalt möglicher Ausgestaltungen dieser Grundprinzipien gab.

## Miet- und Betreuungsvertrag

Betreutes Wohnen bietet Ihnen eine abgeschlossene Wohnung mit der Möglichkeit, einen eigenen Haushalt zu führen oder aber im Bedarfsfall Verpflegung und Betreuung zu erhalten. Diese Häuser befinden sich oft – wegen der Inanspruchnahme von Verpflegung, Reinigungsdiensten und Wäscheservice sowie pflegerischen Dienstleistungen – in unmittelbarer Nähe eines Pflegeheimes. Gegenüber Seniorenwohnheimen unterscheidet sich Betreutes Wohnen nur in einem wesentlichen Punkt: Seniorenwohnheime unterliegen grundsätzlich dem Heimgesetz, Betreutes Wohnen nur unter bestimmten Voraussetzungen.

**Zwei Verträge: Miet- oder Kaufvertrag für die Wohnung sowie Betreuungsvertrag mit Serviceleistungen.**

Mieter des Betreuten Wohnens schließen in der Regel zwei Verträge ab: einen Miet- oder Kaufvertrag für die Wohnung sowie einen Betreuungsvertrag mit Serviceleistungen. Das Angebot besteht in der Regel aus einem Grundservice, der meist pauschal abgerechnet wird und zusätzlichen Wahlleistungen, welche die Bewohner je nach Bedarf abrufen und zahlen können.

Ein typisches Grundservice-Paket beinhaltet:
- Regelmäßige Beratung durch einen persönlichen Berater, der in die Wohnung kommt,
- feste Sprechzeiten der Betreuungskräfte in der Anlage,
- Hausnotruf mit Rund-um-die-Uhr-Bereitschaft,
- Informationen über Freizeitangebote,
- Förderung des nachbarschaftlichen Zusammenlebens,
- Nutzung der Gemeinschaftseinrichtungen,
- Vermittlung und Organisation von Hilfsdiensten bei Bedarf,
- Hausmeisterservice.

Kostenpflichtige Wahlleistungen sind:
- Hauswirtschaftliche Hilfen wie Putzdienst, Wäschedienst, Einkaufshilfe,

- Fahr- und Bringservice,
- Besuchs- und Begleitdienste,
- Mahlzeitenservice wie Essen auf Rädern oder Mittagstisch in einem angeschlossenen Restaurant oder Speiseraum,
- Pflegerische und therapeutische Hilfen, ambulante Pflege.

||| **TIPP**

Im Mietvertrag sollte auf jeden Fall ausgewiesen sein, dass es sich um eine Wohnung im Betreuten Wohnen handelt; so lässt sich vermeiden, dass die Betreuung zu irgendeinem Zeitpunkt eingestellt oder das Objekt zu einem späteren Zeitpunkt anderweitig genutzt wird.

Vertrauen Sie nicht nur den verlockenden Schilderungen sympathischer Makler und bunter Hochglanzprospekte, sondern lesen Sie die individuellen Verträge samt Anhängen und Preislisten auch im Kleingedruckten gewissenhaft durch. Akzeptieren Sie keine undifferenzierten Pauschalangebote! Der Mietvertrag darf nicht an den Betreuungsvertrag gekoppelt sein und umgekehrt. Fordern Sie, dass die Leistungen einzeln aufgeschlüsselt und preislich jeweils nachvollziehbar sind. Auch sollte klar geregelt sein, welche Leistungen zum Grundservice bzw. Basispaket gehören und welche bei Bedarf dazugekauft werden können. Lassen Sie sich nicht auf überhöhte Mieten ein, nur weil es sich um eine „Seniorenwohnung" handelt. Mietwohnungen in betreuten Wohnanlagen sollten sich ebenso wie „normale" Wohnungen an der ortsüblichen Miete für Wohnungen vergleichbarer Lage, Art, Größe, Beschaffenheit und Ausstattung orientieren.

**Miet- und Betreuungsvertrag dürfen nicht gekoppelt sein!**

Betreutem Wohnen haftet der Ruf an, nur für gut betuchte Senioren geeignet zu sein. Das stimmt nur bedingt. So gibt es auch Einrichtungen von Stiftungen, die nicht auf Gewinn ausgelegt sind. Sie können deshalb moderate Preise anbieten. Als Faustregel für die Kosten gilt: Ein Aufschlag von fünf bis 15 Prozent für eine barrierefreie Wohnung inklusive Aufzug ist laut Verbraucherzentrale gerechtfertigt. Nach einer Schätzung des Kuratoriums Deutsche Altershilfe (KDA) beträgt die Kaltmiete für freifinanzierte Wohnungen im Durchschnitt 7,70 bis 9,70 Euro/m² Wohnfläche. Zusätzlich muss man für den Grundservice zwischen 60 und 130 Euro pro Monat einkalkulieren. Wer nicht genug Eigenkapital hat, kann über einen Wohnberechtigungsschein (beim örtlichen Wohnungsamt zu beantragen) oder einen Wohngeldzuschuss eine Wohnung in einer Betreuten Anlage bekommen. Manche Dienste, etwas eine ambulante Pflege, übernimmt anteilig auch die Pflegekasse oder das Sozialamt. Achten Sie darauf, dass der Mietvertrag nicht die Klausel enthält, dass die Verschlechterung des Gesundheitszustandes oder Pflegebedürftigkeit zur Kündigung des Vertrages führt. Nach dem Mietrecht kann und darf der Gesundheitszustand kein Kündigungsgrund sein!

### Vorsicht vor schwarzen Schafen!

Immer wieder tauchen jedoch in den Medien Fälle auf, bei denen von unangemessen hohen Preisen oder einem schlechten Preis-Leistungs-Verhältnis die Rede ist. Um solche schwarzen Schafe vom Markt zu verdrängen und insgesamt eine bessere Markttransparenz und gesicherte Qualität zu erreichen, entstanden vielerorts Initiativen zur Entwicklung von Qualitätsstandards im Betreuten Wohnen. Zuerst brachte das Land Baden-Württemberg 1995 ein landesweites Qualitätssiegel auf den Markt, das klare Ansprüche an die Räumlichkeiten einer Betreuten Wohnanlage und an die gebotenen Dienstleistungen formulierte.

## Checkliste: Betreutes Wohnen

– Prüfen Sie, ob der Anbieter des Betreuten Wohnens mit einem Qualitätssiegel wirbt. Das DIN Deutsches Institut für Normung e.V. veröffentlichte im September 2006 die DIN 77800 für „Qualitätsanforderungen an Anbieter der Wohnform Betreutes Wohnen für ältere Menschen". Danach können sich zukünftig Anbieter des „Betreuten Wohnen" zertifizieren lassen.

– Wenn Sie sich für eine Betreute Wohnung interessieren, geben Sie sich nicht mit den Informationen des Anbieters zufrieden. Besichtigen Sie die Anlage mehrmals und erkunden Sie das Umfeld. Sprechen Sie mit potenziellen Nachbarn, vergleichen Sie die Wohnung mit ähnlichen Angeboten. Wohnen Sie – wenn möglich – einige Tage zur Probe.

– Die Anlage sollte möglichst zentrumsnah, ruhig gelegen und nicht zu groß sein. Geschäfte, Arzt, Bank, Haltestelle usw. sollten in unmittelbarer Nähe liegen. Gleichzeitig sollte die Wohnanlage ruhig und im Bereich von Spazierwegen und anderen Erholungsmöglichkeiten liegen.

– Achten Sie darauf, dass die Anlage barrierefrei ist. Doch nicht nur das: Um bequem zu den Wohnungen zu gelangen, ist ein stufenloser Zugang zum Gebäude ebenso wichtig wie der Aufzug und die durchgängige Schwellenlosigkeit innerhalb des ganzen Hauses. Besonders zu beachten ist, dass Balkon oder Terrasse ohne Stufe erreichbar sind. Des Weiteren müssen Türen und Flure breiter als üblich sein. Innerhalb der Wohnung ist besonders in Bad und Küche auf ausreichende Größe und auf eine sinnvolle Anordnung der Einbauten zu achten.

- Gemeinschaftseinrichtungen wie ein Café oder Räume für Freizeitaktivitäten sollten ebenso dazu gehören wie ein Büroraum für die Betreuer. Freiflächen mit Sitzgelegenheiten, Bänke im Hof oder Garten sind ebenfalls von Bedeutung. Ob das Leben in einem Haus des Betreuten Wohnens angenehm ist und sich soziale Kontakte unter den Bewohnern entwickeln können, hängt entscheidend davon ab, ob ausreichend gemeinschaftliche Aktivitäten angeboten werden.
- Der Betreuungsvertrag sollte die Leistungen, die in der Grundpauschale enthalten sind, deren Dauer und Verfügbarkeit auflisten und genau beschreiben. Manche Einrichtungen bieten Wahlleistungen in Form von Dienstleistungspaketen an. Achten Sie darauf, dass die Zusammenstellung der Pakete Ihren Bedürfnissen auch wirklich entspricht.
- Klären Sie vor dem Einzug den größtmöglichen Umfang an Pflegeleistungen ab und deren Kosten. Normalerweise dient der Betreuungsservice dazu, die vorhandenen Fähigkeiten zu erhalten oder wiederzuerlangen – etwa, wenn Sie nach einer Erkrankung eine Weile auf Pflege angewiesen sind. Ob Sie auch bei dauerhafter Pflegebedürftigkeit bleiben können, hängt von der angebotenen Pflege und von der Schwere der Pflegebedürftigkeit ab.

Die Bundesarbeitsgemeinschaft für Senioren (BAGSO) bietet eine umfassende Fragen-Checkliste an, die Sie dort anfordern können oder direkt im Internet herunterladen können (Adressen). Sie hilft Ihnen auch weiter, wenn Sie sich zwischen ein bis drei Projekten nicht entscheiden können.

*Pflegebedürftigkeit*

*Häufig sind Menschen, die in eine Anlage des Betreuten Wohnens einziehen, der Meinung, dass Pflegeleistung und Hilfe im Krankheitsfall durch den Servicevertrag abgedeckt sind und automatisch vom Träger erbracht werden. Dies ist bis auf wenige Ausnahmen im sehr hochpreisigen Bereich nicht der Fall! Ein möglicher Pflegebedarf wird durch die Pflege- oder Krankenkasse festgestellt und auch erstattet; wer zusätzliche Leistungen möchte, muss diese immer selbst bezahlen. Die Wahl des Pflegedienstes ist wie in der normalen Wohnung grundsätzlich frei, das heißt, jeder kann sich den Pflegedienst holen, den er für sich geeignet hält. Die Anbieter der Serviceverträge versuchen jedoch, möglichst ihren eigenen Pflegedienst zum Einsatz zu bringen. Auch diese Frage sollte vor Abschluss des Servicevertrages geklärt werden.*

Betreute Wohngemeinschaften sind für die Menschen gedacht, die allein nicht mehr gut zurechtkommen. Ziel ist es, den Alltag in der Gemeinschaft zu meistern. Das Betreute Wohnen wird deshalb von den meisten Menschen als Alternative zum Heim betrachtet. Aus diesem Grund erfolgt ein Umzug oft erst in fortgeschrittenem Alter (70 +), wenn bereits gesundheitliche Beeinträchtigungen vorhanden sind. Entsprechend finden sich am häufigsten so genannte heimverbundene Anlagen, die eine Versorgung bis zum Tod gewährleisten (35 Prozent). An zweiter Stelle stehen Anlagen mit einem Servicebüro, das externe Dienstleistungen vermittelt (26 Prozent), dicht gefolgt von solchen Anlagen, in die ein Betreuungsstützpunkt (z.B. Sozialstation oder Stützpunkt eines ambulanten Pflegedienstes) integriert ist (21 Prozent).

**Betreutes Wohnen wird von den meisten als Alternative zum Heim gesehen.**

Einen relativ hohen Anteil nehmen mit 15 Prozent auch die soge-nannten Seniorenresidenzen und Wohnstifte ein.

### Zukunftsmarkt?

*„Auch wenn der große Boom des Betreuten Wohnens vorbei ist, entstehen doch weiterhin kontinuierlich neue Anlagen und es wird – aufgrund der zunehmenden Zahl älterer Menschen – mit einer weiterhin steigenden Nachfrage nach betreuten Wohn-formen zu rechnen sein. Unklar ist allerdings, welche Konzepte in Zukunft nachgefragt werden. Auf der einen Seite wird davon ausgegangen, dass eine verbesserte Versorgung in den vor-handenen Wohnungen dazu führt, dass ältere Menschen erst bei erhöhtem Hilfe- und Pflegebedarf in das Betreute Wohnen überwechseln. Für diese Menschen werden unter dem Begriff des Pflegewohnens bereits Konzepte realisiert, die den Pflege-charakter der Anlage in den Vordergrund stellen. Auf der ande-ren Seite wird erwartet, dass die informellen Hilfenetze alter Menschen künftig schwächer sind und daher schon früher der Wunsch nach einer sicheren und kontaktfördernden Wohnform besteht. Für diese Nachfragegruppe wäre dann ein stärker am normalen Wohnen orientiertes Angebot das Richtige. In jedem Fall ist aber damit zu rechnen, dass auch weiterhin neue For-men des Wohnens mit Betreuung entstehen werden."*

*(Quelle: Schader-Stiftung)*

In Deutschland stehen immer noch zu wenige Betreute Woh-nungen zur Verfügung. Individuell hilft deshalb nur eine recht-zeitige Anmeldung. In begehrten Anlagen beträgt die Wartezeit teilweise vier Jahre und länger, zum Beispiel in Hamburg, in der gerade einmal 7 000 Wohnungen in Betreuten Anlagen vorhanden sind. Vor dem Hintergrund eines wachsenden Anteils älterer Menschen sind Politik, soziale Träger und Wohnungsanbieter gefordert, weitere Modelle zur Betreuung zu entwickeln, die vor allem die Wohnquartiere in den Mittelpunkt stellen. Wichtige Anregungen und Handlungsvorschläge bietet unter anderem die Ergebnisanalyse des Werkstatt-Wettbewerbs „Quartier" der Bertelsmann-Stiftung und des Kuratoriums Deutsche Altershilfe, in der am Beispiel einzelner Modellprojekte notwendige Strukturveränderungen in der Altenhilfe aufgezeigt werden.

Langsam, aber sicher erkennen auch Wohnungsunternehmen die Zeichen der Zeit. Auch für Wohnungsgenossenschaften wie die SAGA und GWG in Hamburg ist das Wohnen im Alter inzwischen ein „Thema für die Zukunft", wie Pressesprecherin Kerstin Matzen betont. Derzeit haben sie zusammen rund 1 900 Wohnungen, die speziell auf den Bedarf älterer Menschen zugeschnitten sind, im Angebot. Das SAGA-Wohnkonzept für Senioren umfasst eine Wohnungsvermittlung, wenn die alte Wohnung zu groß geworden ist, einen Umzugsservice sowie einen Betreuungsservice in Zusammenarbeit mit verschiedenen Wohlfahrtsverbänden. Zu den gängigen Angeboten gehören Wäsche- und Reinigungsdienste und der altengerechte Umbau der Wohnungen: vom höheren Toilettensitz bis zur rollstuhlgerechten Dusche. In 16 Seniorenwohnanlagen der SAGA werden von eigens dafür eingestellten Mitarbeitern Freizeitprogramme angeboten.

## Nachahmenswerte Wohnanlagen

Die Seniorenwohnanlage „Im Wiesengrund" im schwäbischen Aalen ist eine von derzeit 50 Einrichtungen, die mit dem baden-

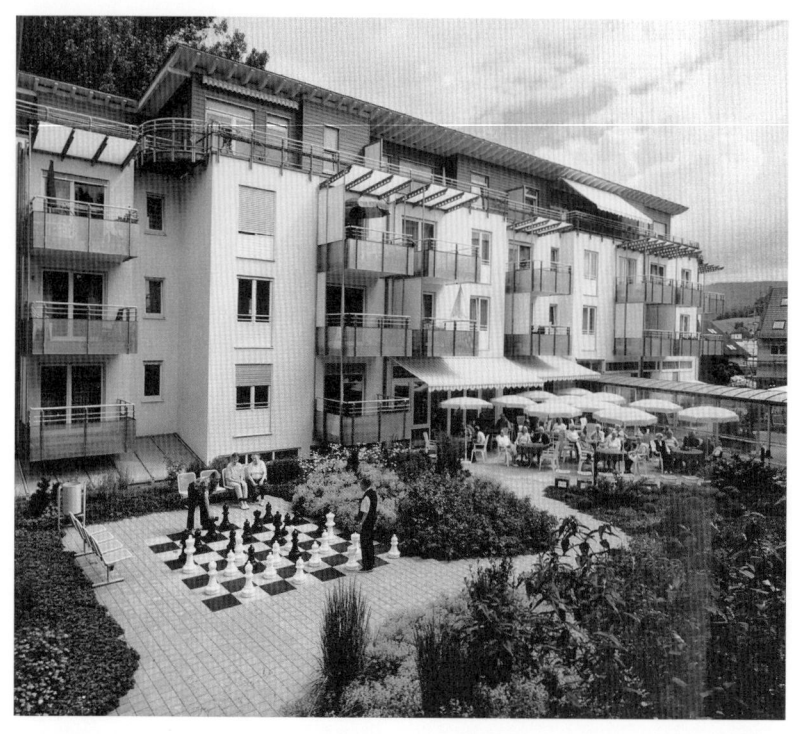

**Die Seniorenwohnanlage „Im Wiesengrund" wurde mit dem baden-württembergischen Qualitätssiegel für Betreutes Wohnen zertifiziert.**

württembergischen Qualitätssiegel für Betreutes Wohnen zertifiziert ist. In den 68 Wohnungen zwischen 45 und 80 Quadratmetern leben 76 Bewohner, in der Mehrzahl allein lebende Frauen über 80. Die Anlage verfügt über mehrere Gemeinschaftsräume, eine Sauna, einen Fitness-Raum, Hobbyräume, ein geräumiges Café und eine große Gemeinschaftsterrasse. Billig ist das Betreute Wohnen dort nicht, 2006 lag die Kaltmiete der frei finanzierten Wohnungen bei 11,50 Euro/m². Dazu kommen die Serviceleistungen, die „Im Wiesengrund" vom Deutschen Roten Kreuz angeboten werden und mit 83 Euro im Monat pro Wohnung (+10 Euro für die zweite Person) zu Buche schlagen. Dafür wird auch alles organisiert: persönliche Beratung, soziale Dienste, Freizeit- und Therapieangebote. Diejenigen, die es sich leisten können, in dieser zertifizierten Anlage zu leben, sind durchweg zufrieden. Die Bewohner schätzen die gute Nachbarschaft, die engagierte Betreuung und die vielen Möglichkeiten, den Alltag abwechslungsreich zu gestalten. Wird kurzfristig oder dauerhaft Pflege nötig, besteht die Möglichkeit, ins benachbarte Altenhilfezentrum des DRK zu ziehen.

### ||| TIPP

Nach Baden-Württemberg 1996 hat nun auch das Land Nordrhein-Westfalen ein „Qualitätssiegel Betreutes Wohnen für ältere Menschen in NRW" geschaffen. Ausführliche Informationen dazu finden Sie in einer gleichnamigen Broschüre, die Sie kostenlos beim Ministerium für Gesundheit, Soziales, Frauen und Familie, Broschürenstelle, Fürstenwall 25, 40190 Düsseldorf anfordern können. Im Internet können Sie sich den Text unter www.mags.nrw.de herunterladen. Allgemeine Informationen zum „Qualitätssiegel Betreutes Wohnen für Senioren" in Baden-Württemberg erhalten Sie beim Landeswohlfahrtsverband Württemberg-Hohenzollern, Qualitätssiegel Betreutes Wohnen für Senioren, Geschäftsstelle Postfach 10 60 22, 70049 Stuttgart.

Doch es gibt auch etwas für den „kleineren Geldbeutel". Ein Beispiel für das Betreute Wohnen und gleichzeitig für ein quartiersbezogenes Wohnprojekt ist das „Wohnen mit Service im Meertal". Als der Neusser Bauverein seine ersten Pläne für die Bebauung auf dem Grundstück einer ehemaligen Margarinefabrik am Rande der

Neusser Innenstadt aufstellte, lernte er die Noah gGmbH, eine Tochter der Diakonie in Neuss, kennen. Im Zuge der Siedlungsplanung entstand aus dem Kontakt gemeinsam das Projekt „Wohnen mit Service im Meertal". Mit dem Wohnungsangebot sollten Haushalte angesprochen werden, die neben der Wohnung auch zusätzliche Dienstleistungen in Anspruch nehmen wollen und sich eine Versorgungssicherheit für das Alter wünschen. Alle Wohnungen sind barrierefrei und werden über einen Aufzug und ein System von Laubengängen erschlossen. Der Service wird von der Noah gGmbH geleistet. Das Neubauprojekt besteht aus insgesamt 194 Wohnungen: 62 kleinere Wohnungen für Ältere und Pflegebedürftige, 63 für Familien, 29 Einfamilienhäuser und 40 Eigentumswohnungen. Zusätzlich wurden in einem kleinen Pflegezentrum neun Wohnungen für körperbehinderte und psychisch kranke Menschen errichtet. Die Serviceleistungen der Noah gGmbH können in einem Paket als Grund- oder Wahlleistungen hinzugekauft werden. Der Service umfasst Leistungen von der Bereitstellung eines Hausnotrufes über Hilfen im Haushalt (Hilfe beim Putzen und bei der Wäsche, Essenszubereitung) bis hin zur Organisation der ambulanten Pflege. Ein zentraler Baustein des Konzeptes ist das Café-Restaurant „NOAH im Meertal". Es ist Begegnungsstätte und Service-Center in einem. Hier gibt es einen Mittagstisch, einen Mahlzeitenservice für das Quartier und einen ganz normalen Cafébetrieb. Das Café ist barrierefrei direkt von der Siedlung aus zu erreichen. Es ist zu einem regelmäßigen Treffpunkt gerade für Personen geworden, die in ihrer Mobilität eingeschränkt sind. Die enge Kooperation der Partner aus der Wohnungswirtschaft und dem Bereich der Service- und Pflegedienstleistungen hat sich für beide Seiten bewährt. Die Bewohner schätzen die Versorgungssicherheit. Die

Kaltmiete für geförderte Wohnungen beträgt 4,82 Euro/m², das Grundservice-Paket der Noah gGmbH kostet 39 Euro im Monat.

## Altenwohnanlagen

Manchmal ist ein Verbleiben in der bisherigen Wohnung nicht möglich oder nicht mehr gewünscht. Vielleicht ist die Wohnung einfach zu groß geworden oder nötige bauliche Veränderungen lassen sich nicht durchführen bzw. übersteigen Ihr Budget. Hier kann der Umzug in eine spezielle Wohnform eine Alternative sein, zum Beispiel in eine Seniorenwohnung. Öffentlich geförderte Altenwohnungen, die Vorläufer des Betreuten Wohnens, müssen – was Lage, Planung, Größe und Ausstattung betrifft – für ältere Personen geeignet sein. Außerdem muss ein ausreichendes Betreuungsangebot zur Gewährleistung des selbstständigen Wohnens gesichert sein. Das Betreuungsangebot ist dann ausreichend, wenn im Bedarfsfall und auf Wunsch der Bewohnerinnen und Bewohner die erforderlichen hauswirtschaftlichen, pflegerischen, sozialen und gesundheitlichen Dienstleistungen erbracht werden können. Dies erfolgt durch eine Sozialstation. Die Wohnungen sind bestimmt für alleinstehende Menschen, die das 60. Lebensjahr vollendet haben und für Ehepaare, von denen mindestens ein Ehepartner 60 Jahre alt ist. Wohnungen für alleinstehende Menschen dürfen 35 Quadratmeter nicht unter- und 47 Quadratmeter nicht überschreiten. Wohnungen für Paare dürfen 62 Quadratmeter nicht überschreiten. In der Regel werden die Wohnungen von staatlichen Trägern, Verbänden der freien Wohlfahrtspflege, von den Kirchen, aber auch von privaten Trägervereinen geführt. Meist gibt es lange Wartelisten,

**Eine Altenwohnung ermöglicht es, so lange wie möglich unabhängig und selbstständig zu leben.**

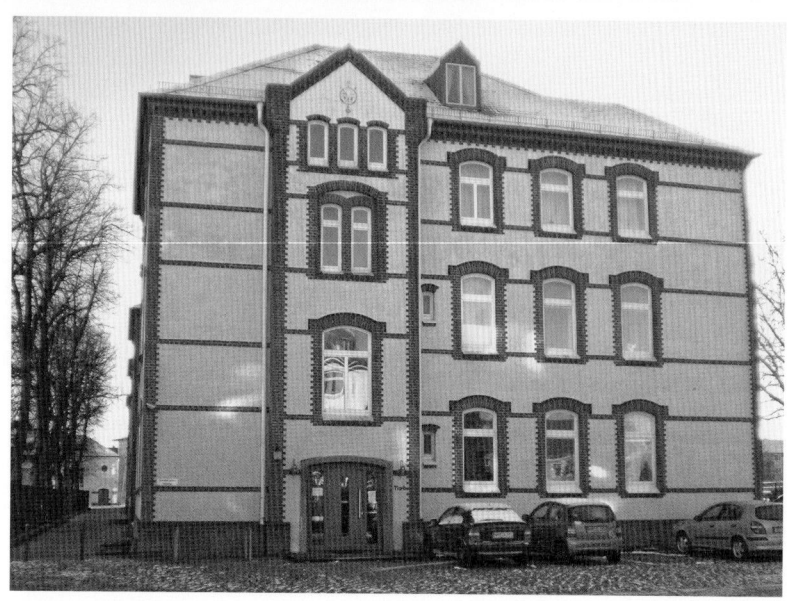

**Selbstständiges Leben in der eigenen Wohnung und bei Bedarf liebevolle Betreuung und Pflege: Kein Problem in der Parkresidenz Neumünster, einer umgebauten ehemaligen Bundeswehrkaserne.**

deshalb sollten Sie sich rechtzeitig auf dem Markt umschauen und sich gegebenenfalls auf eine Liste setzen lassen. Um eine staatlich geförderte Seniorenwohnung beziehen zu können, müssen Sie einen Anspruch auf einen Wohnberechtigungsschein besitzen. Die Altenwohnung kommt dem Wunsch der Menschen entgegen, so lange wie möglich unabhängig und selbstständig zu leben. Sie ermöglicht auch denjenigen ein individuell gestaltetes Leben, deren Einkommen eher niedrig sind bzw. im mittleren Bereich liegen. In den allermeisten Fällen bieten Altenwohnanlagen neben Gemeinschaftseinrichtungen auch diverse Freizeitangebote an.

Allerdings ergab eine Untersuchung des Bundesfamilienministeriums, dass traditionelle Altenwohnungen nicht immer den Standards entsprechen. „Dennoch lässt sich im Ergebnis feststellen, dass traditionelle Altenwohnanlagen noch ein nachfragerelevantes quartiersbezogenes Wohnangebot im Alter darstellen, das besonders wirtschaftlich und sozial benachteiligten Älteren preisgünstigen Wohnraum zur Verfügung stellt. Obwohl die meisten der untersuchten Anlagen nicht den heutigen baulichen Standards entsprechen, gab es in den untersuchten Anlagen nur geringe Leerstände und zum Teil sogar Wartelisten."

## Seniorenresidenzen und Wohnstifte

Teure Seniorenresidenzen schießen wie Pilze aus dem Boden. Das Problem: Nur wenige alte Menschen können und wollen sich den sterilen Luxus teurer Appartements leisten. Gefragt sind in erster Linie preiswerte, altersgerechte Wohnungen. Seniorenresidenzen bieten gut ausgestattete Appartements für gehobene Ansprüche mit einem Betreuungsangebot an. Der Service entspricht in etwa den Leistungen eines Hotels. Kein Wunder also, dass diese Luxusvariante ihren Preis hat und mit Sicherheit nichts für „Otto Normalverbraucher" im Alter ist. Wie in einem Hotel gibt es meist ein Restaurant, ein umfangreiches Kulturprogramm, häufig ein Schwimmbad mit Sauna und für Besucherinnen und Besucher ein Gäste-Appartement. Häufig findet man in diesen großzügigen Wohnanlagen Geschäfte, Friseure, Arztpraxen und vieles mehr. Bei Pflegebedürftigkeit kann ein Pflegedienst in Anspruch genommen werden. Sollte die Versorgung dort nicht ausreichen, kann der Pflegebedürftige in vielen Fällen in die residenzeigene Pflegestation umziehen. In der Regel wird kein Miet- und Betreuungsvertrag abgeschlossen, sondern eine Heimvertrag. Dabei wird monatlich ein so genannter Pensionspreis gezahlt, mit dem die Unterkunfts- und Betreuungsleistungen pauschal abgerechnet werden.

### Urlaubsatmosphäre

*„Das könnte ich mir nicht vorstellen, in so einer Residenz zu leben. Wer will denn schon das ganze Jahr über Urlaub machen? Auch wenn sich für mich die Frage gar nicht stellt, weil ich das Geld nicht habe, ich bin glücklich darüber, betreut zu wohnen. Den ganzen normalen Alltag mit Hilfe zu bewältigen, das ist es doch, was das Leben ausmacht ...“*

*P. Meyer, 77*

Ein Luxusleben wie im Hotel, das versprechen Seniorenresidenzen in ihren Hochglanzbroschüren. Viele halten nicht das, was sie versprechen. Das Problem: Die Bezeichnung „Seniorenresidenz" ist kein geschützter Name, der mit einem bestimmten Qualitätsstandard verbunden ist. Die Zeitschrift Finanztest nahm 2006 zwölf Einrichtungen unter die Lupe. Zwischen 700 und 3.500 Euro pro Monat (Warmmiete inkl. Betreuungspauschale) müssen in den Häusern bezahlt werden. Oft werden einzelne Serviceleistungen wie Reinigung der Wohnung oder Pflege separat abgerechnet. Und nicht selten ist beim Einzug eine sehr hohe Kaution von einigen tausend Euro fällig, die erst beim Auszug verzinst zurückbezahlt wird. Große Unterschiede herrschen auch bei der Einrichtung und Ausstattung der Wohnungen. Denn trotz der Ausrichtung auf ältere Menschen sind die Appartements nicht immer barrierefrei, was vor allem im Bad zum Problem werden kann. Auch darf zum Beispiel die eigene Spül- oder Waschmaschine nicht immer ohne weiteres installiert werden. Bevor Sie sich für eine solche Residenz entscheiden, sollten Sie folgende Punkte klären:

**Oft ist beim Einzug in eine Seniorenresidenz eine sehr hohe Kaution von einigen tausend Euro fällig, dafür leben Sie aber auch oft wie im Hotel.**

### Checkliste: Seniorenresidenz/Wohnstift

– Ist die Wohnung gut mit öffentlichen Verkehrsmitteln erreichbar? Können Sie ohne Probleme Freunde, Verwandte und Bekannte besuchen? Wie weit ist es zu Geschäften, Ärzten, Banken oder der Apotheke? Gibt es Möglichkeiten für Spaziergänge im Grünen?

– Entspricht die Wohnung in Größe und Ausstattung Ihren Bedürfnissen? Wie sieht es mit der Aussicht und den Lichtverhältnissen aus? Gibt es Balkon oder Terrasse (sollte vor allem bei teuren Seniorenresidenzen beachtet werden)?

– Gibt es Gemeinschaftsräume und wie sind sie gestaltet?

– Lassen Sie sich die Kosten genau aufschreiben und überprüfen Sie, ob Sie sich die Wohnung auf Dauer leisten können.

– Liegt Ihnen viel am Luxus oder ist es Ihnen wichtiger, dass die Atmosphäre stimmt? Die schönste Einrichtung kann kein zufriedenes Leben ersetzen.

– Inwieweit können Sie die Wohnung, Bad oder Gemeinschaftseinrichtungen nutzen, wenn Sie nicht mehr voll beweglich oder ein Pflegefall sind?

Gleiches gilt für Wohnstifte, wie sie beispielsweise die Augustinum-Gruppe anbietet. Die Idee des Augustinum ist, älteren Menschen ein niveauvolles, selbstbestimmtes und sicheres Leben in einer Gemeinschaft mit Gleichgesinnten zu bieten. Der Ambulante Pflegedienst Augustinum betreut pflegebedürftige Bewohner in ihrem eigenen Appartement. Der Wohnstiftsvertrag ist ein gemischter Vertrag aus Dienstleistungs-, Darlehens- und Mietvertrag. Er wird beim Einzug geschlossen und beschreibt die Standard- und Wahlleistungen sowie die gegenseitigen Rechte und Pflichten der Vertragspartner.

# Sicher betreut und gepflegt

*Die Mehrheit der Menschen wird auch in Zukunft so lange wie möglich in der eigenen Wohnung leben. Erst mit 80+ beginnt in den allermeisten Fällen eine Stufe der Pflegebedürftigkeit, die eine andere Wohn- und Lebensform erfordert, weil ambulante Hilfen nicht mehr ausreichen, um die Versorgung sicherzustellen.*

Das bedeutet aber nicht automatisch den Umzug in ein Alten- und Pflegeheim, in dem 70 Prozent aller Plätze mittlerweile Pflegeplätze sind. Als Alternative zum Heim bieten sich ambulant betreute Wohn- und Hausgemeinschaften an. Die gemeinschaftlich organisierte Pflege und Betreuung von älteren, hilfs- oder pflegebedürftigen Menschen, die nicht mehr aus eigener Kraft eine gemeinschaftliche Wohnform verwirklichen können, ist eine Errungenschaft vieler engagierter Pflegedienste und Vereine der Altenhilfe.

## Betreute Wohngruppen

Betreute Wohngruppen sind für Menschen mit Hilfe- und Pflegebedarf gedacht, die alleine nicht mehr gut zurechtkommen. Diese relativ neue Wohnform wird auch „Wohngemeinschaft für Pflegebedürftige", „Pflegewohngruppe im Quartier", „Pflegewohngruppe" oder „Wohngemeinschaft mit Betreuung" genannt. Sowohl bei älteren Menschen und deren Angehörigen als auch bei Akteuren der Altenhilfe stößt dieses Wohnkonzept auf wachsendes Interesse. Bislang gibt es rund 200 betreute Wohngruppen in Deutschland. Die Initiatoren sind häufig kleinere Organisationen, in der Mehrzahl ambulante Pflegedienste, aber auch Seniorenvereine oder Angehörige. Die Bewohner betreuter Wohngruppen leben in barrierefrei umgestalteten Wohnungen, die in normalen Wohngebieten oder Stadtteilen zu finden sind. So können sie in ihrer vertrauten Umgebung wohnen bleiben und bestehende nachbarschaftliche Kontakte erhalten. Die in der Wohnung lebenden Personen sind keine Heimbewohner, sondern Mieter der Wohnung. Sie bzw. ihre Angehörigen bestimmen, wer die Pflege und Betreuung übernimmt, mit wem die Wohnung geteilt wird, wie diese ausgestattet wird und was gegessen und getrunken wird. Betreute Wohngemeinschaften unterliegen nicht dem Heimgesetz. Das bedeutet, die Ausstattung der Wohnung muss sich nicht nach besonderen Vorschriften richten, und die Bewohner können über den Personaleinsatz selbst bestimmen.

In einer betreuten Wohngemeinschaft leben meist bis zu sechs Menschen zusammen. Neben einer Wohnküche und einem Wohnzimmer hat jeder Mieter sein eigenes Zimmer. Unterstützt werden sie durch Betreuungspersonal, das den Haushalt organisiert und den Alltag gestaltet. Wie in einer privaten Wohnung kümmern sich Pflegekräfte eines ambulanten Dienstes um den Hilfs- und Pflegebedarf der älteren Mieterinnen und Mieter. Die Bewohner einer betreuten Wohngruppe zahlen die Kosten für ihre Privaträume und anteilig die Kosten für Gemeinschaftsräume, Haushaltsgeld und Betreuungspersonal. Hinzu kommen dann noch individuelle Pflegekosten. Wie bei der Pflege im Heim kann auch hier auf Leistungen der Pflegeversicherung zurückgegriffen werden.

**Unterstützung in betreuten Wohngruppen gibt es durch Betreuungspersonal, das den Haushalt organisiert und den Alltag gestaltet.**

Die Preise für betreute Wohngruppen schwanken sehr! Dies liegt unter anderem daran, dass nur manche Anbieter die Kosten für Miete, Haushaltsgeld und Betreuung in Rechnung stellen, während andere sämtliche Leistungen – auch die individuellen Pflegekosten – in ihren Preisen berücksichtigen. Achten Sie daher besonders darauf, welche Kosten berechnet werden.

## Betreuungskonzepte

Kaum eine betreute Wohngruppe gleicht der anderen. Je nach Konzept unterscheidet man folgende Betreuungsarten:

– Betreuung rund um die Uhr für schwer Pflegebedürftige und zum Beispiel Demenzkranke.
– Wohngruppen, die insgesamt noch recht selbstständig sind, aber hier und da Hilfe und Unterstützung im Alltag benötigen oder aufgrund seelischer Erkrankungen nicht mehr allein leben können.
– Wohngruppen, die eine Betreuungskraft beschäftigen, die tagsüber hilft; hinzu kommen Hilfeleistungen durch einen pflegerischen Dienst.
– Wohngruppen, die für die gesamte Gruppe einen Betreuungsvertrag mit einem ambulanten Dienst schließen. Hier werfen die Pflegebedürftigen die ihnen zur Verfügung stehenden Mittel aus der Pflegeversicherung zur Finanzierung ihrer ambulanten Betreuung in einen Topf.
– Projekte, die auf die Fähigkeit zur Selbsthilfe setzen.
– Gruppen, in denen zusätzlich Tagesgäste betreut werden.

In betreuten Wohngemeinschaften überwiegt ein ganz normaler Rhythmus aus Aktivität und Muße, die Atmosphäre ist wohnlich, das Alltagsleben nicht von pflegerischer oder medizinischer Versorgung geprägt. In einigen WGs kommen ambulante Pflegedienste ins Haus, um einzelne Bewohner zum Beispiel bei der Grundversorgung zu unterstützen. In Gruppen, in denen vor allem Demenzkranke leben, gibt es in der Regel eine Betreuung rund um die Uhr.

**Leider fehlt es auch bei betreuten Wohngruppen an geeigneten und preiswerten Wohnungen.**

Wohngruppenorientierte Betreuungsformen für ältere Menschen sind übrigens nicht neu. In einigen europäischen Ländern werden sie schon seit Jahren praktiziert (z. B. Schweden, Niederlande, Frankreich, Schweiz), und auch in Deutschland beginnen sie den Status exotischer Modellprojekte zu verlieren. Wer eine derartig betreute Wohngruppe ins Leben rufen möchte, braucht einiges an Durchhaltevermögen und Engagement. Häufig treten bei der Umsetzung folgende Probleme auf:

– Wie bei ganz normalen Alten-WGs fehlt es an geeigneten, preiswerten Wohnungen, die so groß sind, dass sie für jeden Bewohner gleichermaßen ausreichend Privatsphäre bieten.

– Die Finanzierung derartiger betreuter Wohngemeinschaften, vor allem nötige Umbaukosten, ist schwierig. Staatliche Förderprogramme greifen nur selten. Eine Ausnahme bildet das Förderprogramm „Gemeinschaftliche Wohnformen für Seniorinnen/ Senioren und Behinderte", das seit 2003 in Nordrhein-Westfalen den Ausbau betreuter Wohngemeinschaften mit Zuschüssen und günstigen Darlehen unterstützt.

– Schwierigkeiten kann die Abgrenzung zum Heimrecht bringen. Mietet beispielsweise ein Pflegedienst eine Wohnung an und schließt mit jedem Bewohner einen Untermietvertrag, kann es passieren, dass die Wohngemeinschaft als Pflegeheim eingestuft wird, wenn zusätzlich ein Betreuungsvertrag mit dem

Pflegedienst geschlossen wird. Das hat bauliche und personelle Vorschriften zur Folge. Die Abgrenzung zur stationären Betreuung in einem Heim führt auch immer wieder zu Auseinandersetzungen mit den Krankenkassen und Sozialhilfeträgern.

In Braunschweig, Bielefeld und Berlin entstanden Mitte der 1980er-Jahre die ersten ambulant betreuten Wohngruppen für ältere Menschen mit unterschiedlichem Hilfebedarf. Auch in Münster und Freiburg gibt es mittlerweile betreute Wohngruppen. Wenn Sie sich dafür interessieren, eine derartige Wohngemeinschaft ins Leben zu rufen, in der Sie zusammen mit anderen selbstbestimmt Ihren Alltag mit zusätzlicher Hilfe meistern können, sollten Sie sich mit den Initiatoren bestehender Projekte in Verbindung setzen (Adressen im Anhang).

Die im Folgenden vorgestellten Wohnprojekte beteiligten sich zusammen mit 91 anderen Wohngemeinschaften an der Pilotstudie „Betreute Wohngruppen" der Bertelsmann Stiftung und des Kuratoriums Deutsche Altershilfe. Im Verlauf dieser Studie wurden die Bewohner und Mitarbeiter ausführlich befragt.

## Das Braunschweiger Modell

Das Braunschweiger Modell konzentriert sich vor allem auf ältere Menschen mit psychischen Problemlagen (z. B. depressive Verstimmungen, Gefühle der Vereinsamung), gesundheitlichen Risiken (z. B. Sturzgefährdung, Kreislaufschwäche, fortgeschrittener Diabetes) und leichtem Pflegebedarf. Ziel der Betreuung ist die weitestgehende Aufrechterhaltung und Wiederherstellung einer selbstständigen Lebensführung. Die Bewohner werden darin unterstützt, ihren Haushalt und ihre alltäglichen Verrichtungen soweit wie möglich mit gegenseitiger Hilfe selbst zu bewältigen. Professionelle Hilfe steht nur stundenweise am Tag zur Verfügung und beschränkt sich auf das wirklich Notwendige. Die Gruppengrößen sind klein, weil man an den Erfahrungen der Bewohner mit Haushaltsgrößen anknüpfen will, die sie von ihrer Familienphase her kennen. Zur Stärkung der Selbstständigkeit steht den Gruppen eine sozialpädagogische Fachkraft zur Verfügung, die ihnen hilft, ein konstruktives und emotional befriedigendes Gruppenleben aufzubauen.

Insgesamt gibt es in Braunschweig mittlerweile acht ambulant betreute Wohngruppen für ältere Menschen. Sie werden nach dem Modell des individuell betreuten Wohnens finanziert, das heißt, es gibt eine Betreuungspauschale für die sozialpädagogische Begleitung und für eine stundenweise Haushaltshilfe (633 Euro/Monat). Pflegeleistungen und Therapien werden – wie in der eigenen Wohnung auch – individuell abgerechnet. Mit dem Sozialamt der Stadt Braunschweig gibt es eine schriftlich formulierte „Leistungs- und Prüfungsvereinbarung" zur Qualitätssicherung und Finanzierung der Betreuungsleistungen. Darin wurden Betreuungsstandards festgeschrieben, deren Einhaltung Voraussetzung dafür ist, dass das Sozialamt bei Menschen mit geringem Einkommen einen Teil der Betreuungspauschale übernimmt.

Die Wohnungen wurden durch den Umbau großer Altbauwohnungen oder durch eine Zusammenlegung kleiner Neubauwohnungen geschaffen. Ziel ist es, die Wohngruppen möglichst breit über die Stadt verstreut in normalen Wohnhäusern mit gemischter Bewohnerstruktur unterzubringen. Damit soll es zum einen möglich werden, dass hilfs- und pflegebedürftige ältere Menschen ein Angebot in der Nähe ihrer bisherigen Wohnung finden können. Zum anderen soll durch die Integration in ein normales Wohnhaus auch die Normalität des Wohnens in der ambulant betreuten Gruppe unterstrichen und gefördert werden. Beim Bau oder Umbau der Wohnungen wird darauf geachtet, dass eine häusliche Pflege möglich ist, ohne einen heimähnlichen Eindruck zu erwecken. Im Zweifelsfall wird der Wohnaspekt vorrangig zum Pflegeaspekt behandelt. Trotzdem ist es innerhalb der fast 20 Jahre, in denen es dieses Wohnmodell in Braunschweig gibt, immer gelungen, den Bewohnern auch bei schwerer körperlicher Pflegebedürftigkeit den Umzug in eine stationäre Einrichtung zu ersparen. Grenzen des Verbleibs in der Wohngruppe gibt es im Braunschweiger Modell nur bei einer dauerhaft notwendigen Rund-um-die-Uhr-Betreuung, wie sie vor allem bei Menschen mit fortgeschrittener Demenz erforderlich ist.

Bereits 1983 gründete eine Gruppe junger Sozialpädagogen, Sozialarbeiter und Pflegekräfte in Braunschweig den Verein „ambet" (ambulante Betreuung hilfe- und pflegebedürftiger Menschen). Erklärtes Ziel des Vereins war es, alten Menschen die Möglichkeit zu verschaffen, so lange wie möglich zu Hause wohnen bleiben zu können, ihnen eine ganzheitliche Betreuung zukommen zu lassen, die über die notwendigen Pflege- und Hilfsdienste hinaus auch Hilfe in psychosozialen Problemlagen enthielt. Im Verlauf der ambulanten Betreuung beobachtete man, dass es viele alte Menschen gab, die mit dem Alleinsein nicht zurechtkamen. Es fehlten ihnen Anregungen, ihre Antriebskräfte ließen nach, es kam zu psychischen und sozialen Störungen bis hin zu Krankheiten. Für diese Menschen entwickelte der Verein die Idee der betreuten Wohngruppe, einer Lebensform, in der die betreffenden Menschen wieder lernen sollten, Verantwortung für sich und andere zu übernehmen, Freude am Leben zu gewinnen und auf diese Weise körperlich und seelisch gesünder zu werden.

Ein typisches Beispiel ist die Wohngemeinschaft „Helmstedter Straße", die seit Mai 1999 existiert. In ihr leben sieben Frauen im Alter von 67 bis 97 Jahren. Entsprechend dem Konzept der „Hilfe zur Selbsthilfe" setzen sich die Betreuerteams dafür ein, dass jede Bewohnerin – gleich, ob sie an Demenz, Depressionen oder altersbedingtem körperlichen Abbau leiden – so viel wie möglich im Alltag selbst bewältigen.

### Hilfe zur Selbsthilfe

*Es ist Aufgabe der Sozialpädagogin, die Bewohnerinnen zu aktivieren. Besonders Frau B. braucht häufig eine direkte Aufforderung, an den Aktivitäten der Gruppe teilzunehmen. „Frau B. würde oft einfach schlafen. Ich hole sie dann bewusst aus dem Zimmer und ermuntere sie, mitzumachen. Im Heim wäre die Ansprache wahrscheinlich nicht so gut möglich wie in so einer kleinen Gruppe. Das betrifft auch die Anregung, die sich die Bewohnerinnen untereinander geben. Ich kenne das aus Heimen, wenn die Leute alle am Tisch sitzen und sich überhaupt nicht unterhalten. Im Heim würde Frau B. sicher stärker abbauen." Obwohl der Grundsatz des Erhalts der Selbstständigkeit im Servicevertrag deutlich formuliert ist und während der Bewerbungs- und Beratungsgespräche vor dem Einzug immer wieder angesprochen wird, kommt es trotzdem dazu, dass Bewohnerinnen die Hauswirtschaftskräfte als „Dienstmädchen" ansehen, die gefälligst für die Gruppe zu arbeiten hätten. Die*

*Sozialpädagogen müssen dann immer wieder deutlich machen, warum in den Wohngruppen des Vereins „ambet" ein anderes Konzept vertreten wird. Auf der anderen Seite wird aber auch akzeptiert, dass sich nicht jede Person im hauswirtschaftlichen Bereich aktivieren lässt.*

*So berichtet die Sozialpädagogin von einer ehemaligen Bewohnerin der Wohngruppe, die sich in dieser Hinsicht stark verweigert hätte. „Da musste ich zusehen, wie sie abbaute und konnte nichts machen."* (Quelle: Leben und Wohnen im Alter)

Die Wohnung im Erdgeschoss eines Mehrfamilienhauses aus der Gründerzeit ist großzügig geschnitten. Nach aufwendigen Umbauten besitzt jede Bewohnerin ein 23 bis 36 Quadratmeter großes Zimmer mit Waschbecken und abgetrennter Schlafnische. Daneben gibt es einen großen Flur mit Sitzecke, eine große Wohnküche und zwei altersgerechte Bäder. Der Kontakt zu den Nachbarn ist gut, und die Bewohnerinnen der WG erhalten oft und regelmäßig Besuch. Im sozialpädagogischen Betreuungskonzept des Vereins „ambet" nimmt die Einbindung der Bewohnerinnen in ein soziales Netzwerk eine wichtige Stellung ein.

Vorhandene soziale Beziehungen sollen erhalten und – wo möglich – neue aufgebaut werden. Eine wichtige Rolle spielt hierbei die Integration in das soziale Leben des Wohnquartiers, die von der Sozialarbeiterin aktiv gefördert wird. Es gehört zu ihren ausdrücklichen Aufgaben, herauszufinden, welche Möglichkeiten hierzu gegeben sind, und die Frauen anzuregen, Angebote im Stadtteil wahrzunehmen.

*Vollkommen zufrieden*

*Über die Auswahl neuer Mitbewohnerinnen entscheiden die Frauen selbst. Frau A. war die Letzte, die in die Wohngruppe eingezogen ist. Damals standen zwei Bewerberinnen zur Auswahl. „Ich habe mich vorgestellt, und die Damen sollten sich das eine Woche lang in Ruhe überlegen. Aber das wollten sie nicht. Sie haben gesagt: Das wissen wir jetzt schon." Frau A. ist in Bezug auf ihre Selbstbestimmungsmöglichkeiten „vollkommen zufrieden." Für Frau A. ist die zentrale Lage der Wohnung in der Stadt „die beste Lage überhaupt in Braunschweig, weil alles da ist. Man kann zu Fuß eben mal zum Einkaufen gehen. Die Parkanlagen sind hier, wenn ich mit Frau D. im Rollstuhl raus fahren. Der Prinzenpark ist nicht weit, der Bürgerpark ist nicht weit. Für mich ist auch der türkische Obstladen nebenan ganz wichtig. Da erfährt man so viel herzliche Wärme. Ich möchte nirgendwo anders wohnen. Man kennt sich, man grüßt sich und man hilft sich auch aus. Ich möchte nicht in einer Gegend wohnen, wo man zum Einkaufen in irgendwelche Warenhäuser geht." Nicht nur Frau A., sondern auch ihre Mitbewohnerinnen sind in den umliegenden Läden bekannt, weil sie häufig dorthin zum Einkaufen begleitet werden.*

*(Quelle: Leben und Wohnen im Alter)*

## Das Berliner Modell

Anders als in Braunschweig wurde das Berliner Modell ausdrücklich für solche Menschen entwickelt, die eine Rund-um-die-Uhr-Betreuung benötigen. Voraussetzung hierfür ist allerdings eine größere Gruppe (mindestens sechs Personen), in der jede Person mindestens der Pflegestufe II zuzuordnen ist. Entwickelt wurde das Modell vor allem für Menschen, die an Demenz erkrankt sind. Für sie ist es erforderlich, dass während des Tages mindestens zwei Personen in der Wohngruppe anwesend sind. Nachts reicht die Anwesenheit einer Person aus. Ebenso wie in Braunschweig sieht das Betreuungskonzept vor, die Normalität des Wohnens so weit wie möglich aufrecht zu erhalten. Noch vorhandene Fähigkeiten der Bewohner sollen gestärkt werden, indem sie ihre alltäglichen Verrichtungen so weit wie möglich selbst ausführen und sich am Geschehen in der Gruppe beteiligen. Nicht der optimale Ablauf der Pflege bestimmt den Tagesablauf, sondern pflegerische Leistungen werden an die Gewohnheiten der einzelnen Bewohner angepasst und in den Tagesablauf integriert.

Finanziert werden die Wohngruppen des Berliner Modells vorwiegend aus den individuellen Pflegeleistungen, die der betreuende ambulante Dienst den einzelnen Bewohner in Rechnung stellt. Durch das Zusammenleben mehrerer schwer pflegebedürftiger Menschen in einer Wohnung entfallen für den Pflegedienst Wegezeiten, und es lassen sich verschiedene Tätigkeiten für die einzelnen Personen miteinander kombinieren. Die dadurch entstehenden Einspareffekte machen es möglich, rund um die Uhr in der Wohngruppe anwesend zu sein.

Auch die Wohngruppen für Menschen mit Demenz werden in normalen Wohngebäuden in unterschiedlichen Stadtteilen realisiert. Durch eine vertraute und überschaubare Wohnsituation soll die Orientierung erleichtert und eine psychische Stabilisierung erreicht werden. Die baulichen Anforderungen, die eine Gemeinschaftswohnung für demenziell erkrankte Menschen erfüllen muss, ähneln denen anderer betreuter Wohngruppen. Allerdings erhält hier der zentrale Aufenthaltsraum mit angrenzender Küche eine Aufwertung gegenüber den Individualräumen. Da Menschen mit Demenz sich den größten Teil des Tages im zentralen Gemeinschaftsbereich der Wohnung aufhalten, muss dieses Zimmer sehr geräumig sein, während die Individualräume meist nur zum Schlafen genutzt werden und deshalb auch kleiner ausfallen dürfen.

Das Berliner Modell hat bundesweit große Verbreitung gefunden. Allein in Berlin gibt es mittlerweile 100 ambulant betreute Wohngruppen für Menschen mit Demenz. Aber auch an vielen anderen Orten wurde das Modell übernommen und teilweise weiterentwickelt. Hierzu trug auch ein Planungsleitfaden zum Aufbau ambulant Betreuter Wohngemeinschaften für Menschen mit Demenz bei, der vom Bundesministerium für Familie, Senioren, Frauen und Jugend veröffentlicht wurde.

Die Wohngemeinschaft in der Steinmetzstraße in Berlin wurde vom Verein „Freunde alter Menschen" zusammen mit den Sozialstationen Friedenau initiiert. Die „Freunde alter Menschen" sind eine internationale Organisation mit Beraterstatus bei den Vereinten Nationen. Sie wurde 1946 in Frankreich gegründet, um das ehrenamtliche Engagement für ein besseres Zusammenleben mit älteren Menschen zu fördern.

Der Verein vermittelt Kontakte zwischen Jung und Alt, preiswerte Wohnungen für ältere Menschen und engagiert sich in Berlin seit 1995 verstärkt für altersverwirrte Menschen. In der Steinmetzstraße – die Wohnung wurde vom Verein angemietet – wohnen ein Mann und fünf Frauen im Alter von 62 bis 91 Jahren in einer großen Altbauwohnung. Alle sechs Bewohner leiden an Demenz und sind in die Pflegestufe III eingeordnet. Rund um die Uhr sind Betreuungskräfte anwesend, um den Bewohnern verlässliche Ansprache und Hilfe zu bieten. Tagsüber sind zwei fest angestellte Team-Mitglieder (eine Altenpflegerin, eine Hauspflegerin) anwesend, die in Sechs-Stunden-Schichten arbeiten. Zivildienstleistende, Praktikanten und Hilfskräfte kommen hinzu. Die Aktivierung der Bewohner steht im Mittelpunkt des Konzepts. Bei vielen demenziell Erkrankten lassen sich, so die Pilotstudie der Bertelsmann Stiftung, gesundheitliche Verbesserungen feststellen.

### Förderung und Nähe

*„Wenn ich so an Frau N. denke, die noch gar nicht so stark dement ist und trotzdem, als sie einzog, an nichts Interesse hatte und nur im Bett lag. Die will jetzt gar nicht mehr ins Bett. Sie nimmt wieder am Gemeinschaftsleben teil, ist nicht mehr abseits. Ein anderes Beispiel ist Frau G., die im Heim zugeknallt war mit Medikamenten. Die konnte ja nicht piep und nicht papp sagen. Die war einfach platt. Sie ist dann hier mühselig auf andere Medikamente umgestellt worden, hat immer viel geschrieen, ist immer noch ziemlich laut, aber das ist kein Vergleich mehr zu früher."* Wichtig für die positive Entwicklung von Frau G. war auch die emotionale Zuwendung, die sie durch die Mitarbeiterinnen erhielt. *„Frau G. hat es gerne, dass man sie streichelt und in den Arm nimmt. Morgens, wenn sie wach wird, legt sie immer ihren Kopf auf die Brust einer Mitarbeiterin. Das findet sie schön, diese Wärme. Da spürt man, dass sie sich wohl fühlt."*                    (Quelle: Leben und Wohnen im Alter)

Die Wohngemeinschaft in der Blankenauer Straße in Chemnitz wurde von Mitarbeiterinnen des Vereins für rechtliche Betreuung e.V. initiiert. Dieser Verein war 1998 gegründet worden, um hilfsbedürftige Personen durch fachlich geeignete Vereinsmitglieder zu betreuen. Obwohl der Wohnungsmarkt in Chemnitz relativ entspannt ist und viele Häuser leer stehen, dauerte es ein Jahr, bis eine geeignete Wohnung gefunden wurde. 2002 konnten sieben Bewohnerinnen im Alter von 75–91 Jahren in eine umgebaute Altbauwohnung einziehen. Alle sind an einer Demenz erkrankt. Das Konzept der Wohngemeinschaft sieht vor, dass es keinen festen Tagesablauf geben soll. Stattdessen werden die Aktivitäten den Interessen und Fähigkeiten der Bewohner angepasst und die Versorgungsleistungen je nach individuellem Bedarf in den Tagesablauf eingefügt. Im Konzept der Wohngemeinschaft wird als Ziel der Betreuung die „Erhaltung und Förderung größtmöglicher Selbstständigkeit und Selbstbestimmtheit bei Sicherstellung größtmöglicher Hilfe im Bedarfsfall" formuliert. Die Mitarbeiterinnen arbeiten in drei Schichten.

### *Vorbild für Chemnitz: Berlin*

*Konkreter Anlass für den Aufbau der ersten ambulant betreuten Wohngemeinschaft in Chemnitz war die Übernahme der rechtlichen Betreuung für eine Dame, die aus der Gerontopsychiatrie in ein Heim entlassen werden sollte. Ihre Betreuerin hatte deshalb zunächst die Aufgabe, sehr kurzfristig einen Heimplatz zu finden. Es gab dabei keine Auswahl, da man froh sein konnte, überhaupt einen Platz zu bekommen. Die Betreuerin war mit der Situation in dem damals gewählten Pflegeheim sehr unzufrieden. „Man geht dann auch gar nicht gerne hin. Das waren große Gruppen, die dort saßen. Frau A. saß den ganzen Tag am Tisch oder irrte dort alleine die Gänge entlang. Eigentlich habe ich mich die ganze Zeit gefragt, wie man diese Situation ändern könnte. Ich habe dann einen Pflegedienst eingesetzt, der zusätzlich jeden Tag in das Heim gegangen ist, um mit Frau A. spazieren zu gehen, Kaffee zu trinken usw. Dann habe ich durch Zufall einen Fernsehbericht über die Wohngemeinschaften in Berlin gesehen. Ich fand das gut und stellte mir das ganz einfach vor. Aber manchmal ist es ja ganz gut, wenn man ein bisschen naiv an eine Sache herangeht. Sonst macht man es wahrscheinlich nie."*     *(Quelle: Leben und Wohnen im Alter)*

## Das Bielefelder Modell

Das Bielefelder Modell, das die Bielefelder Gemeinnützige Wohnungsgesellschaft gemeinsam mit einem freien Träger und unter Mitwirkung der Stadt Bielefeld entwickelt hat, unterscheidet sich vom Berliner und Braunschweiger Modell durch eine stärkere konzeptionelle Offenheit und Vielfalt. Es ist nicht auf eine bestimmte Klientel festgelegt. Im Gegenteil: angestrebt wird eine möglichst große Mischung unterschiedlicher Lebenslagen in einem Wohnprojekt. Alte und Junge, Behinderte und Nicht-Behinderte, Kranke und Gesunde sollen möglichst zwanglos zusammenleben können. Es gibt keine baulichen Vorgaben und auch keine empfohlenen Gruppengrößen. Die Projekte des Bielefelder Modells können sowohl als Wohngemeinschaft, als Hausgemeinschaft oder auch als Nachbarschaftsgemeinschaft organisiert sein. Gemeinsam ist allen Projekttypen, dass eine gewisse Anzahl schwer pflegebedürftiger Menschen in räumlicher Nähe zueinander wohnt. Unter dieser Voraussetzung ist es möglich, dass ein Pflegeteam rund um die Uhr in der Wohnung, dem Gebäude oder der Nachbarschaft anwesend ist und die betreffenden Menschen versorgt. Finanziert wird die ständige Anwesenheit des Personals im Bielefelder Modell ebenso wie in Berlin aus der Summe individuell abgerechneter Pflege- und Hilfsdienste.

Das Bielefelder Modell bietet den Interessenten:
- Sicherheit durch Dauermietvertrag
- Barrierefreie Wohnungen
- Wohncafé auch als Treffpunkt für gemeinsame Mahlzeiten
- Gästezimmer
- Servicestützpunkt
- Versorgungssicherheit rund um die Uhr
- Behandlungspflege im Bereich der ärztlich verordneten Anwendungen
- Begleitung von Aktivitäten, Hobbys, Kultur und Freizeit
- Eingliederungshilfe für jüngere Menschen (Frührentner)
- Familienverhinderungspflege
- Unterstützung von Selbsthilfeaktivitäten
- Begegnungen der Generationen
- Vermittlung von Hauswirtschafts- und Pflegediensten
- Förderung der Dienstleistungsvielfalt

In Steinhagen bei Bielefeld leben seit 2001 sechs Frauen mit Pflegestufe 0 bis II gemeinsam im „Hof Delbrügge", einem ehemaligen Bauernhof. Ein ambulanter Pflegedienst betreut die Wohngemeinschaft rund um die Uhr, tagsüber werden zusätzlich zwei pflegebedürftige Frauen aus der Nachbarschaft mitbetreut. Die Wohngemeinschaft wird vom Verein „Lebensbaum" betreut. Dieser Verein war 1986 in Werther bei Bielefeld gegründet worden, um die Benachteiligung alter, kranker und behinderter Menschen durch persönliches Engagement zu mindern. Der Verein wollte diese Menschen darin unterstützen, ein möglichst selbstbestimmtes und würdiges Leben durch eine angemessene Betreuung und Pflege führen zu können. Die Idee zur Initiierung ambulant betreuter Wohngemeinschaften entstand aus einer Unzufriedenheit darüber, dass Menschen, die nicht mehr ambulant in ihren eigenen Wohnungen betreut werden konnten, keine andere Möglichkeit hatten, als in ein Heim umzuziehen.

Das Betreuungskonzept des Vereins „Lebensbaum" enthält im Hinblick auf Maßnahmen zur Prävention folgende Zielsetzungen:
– Bei allen Tätigkeiten und Erledigungen sollen die noch vorhandenen eigenen Fähigkeiten möglichst weitgehend eingefordert werden – ohne eine Überforderung zu provozieren.
– Es soll eine aktivierende Pflege erfolgen.
– Es soll darauf geachtet werden, dass Personen mit mehr Leistungsvermögen nicht überversorgt werden und die mit den größeren Einschränkungen Unterstützung erfahren. Dies muss durch sensible Beobachtung des Pflegeteams einfühlsam umgesetzt werden.

Das weitgehend barrierefreie umgebaute Bauernhaus eröffnete den pflegebedürftigen Landbewohnern die Chance, nicht in ein Heim in die nächstgelegene Stadt umziehen zu müssen. Sie können in ihrer vertrauten Umgebung bleiben. Im Erdgeschoss des Hauses findet man auf 270 Quadratmetern Gemeinschafts- und Privaträume und eine riesige Terrasse, die im Sommer gern und häufig genutzt wird. Die privaten Zimmer der Bewohner sind mit 12 bis 22 Quadratmetern recht klein, aber die Bewohner haben sich daran gewöhnt, auch, dass sich jeweils drei ein Bad teilen müssen.

### Besser als Betreutes Wohnen

*Die Tochter von Frau E. hatte sich zunächst nach einem Platz im Betreuten Wohnen erkundigt. „Aber das ist kein Vergleich mit der Wohngemeinschaft hier. Da wäre meine Mutter allein in ihrem Zimmer gewesen und hätte alles, was sie braucht, extra anfordern müssen. Von den Gesamtkosten her kommt es mir hier eher günstiger vor." Sie schätzt an der Wohngemeinschaft im Vergleich zu anderen Wohnformen auch, dass hier immer individuell und frisch gekocht wird. Das sei gerade gegenüber „Essen auf Rädern" ein großer Vorteil.*

*(Quelle: Leben und Wohnen im Alter)*

Der „Hof Delbrügge" wird von einem festen Team aus vier Alten-pflegerinnen betreut, hinzu kommen Hauswirtschafts- und Hilfs-kräfte und Zivildienstleistende.

### Organisation des Tagesablaufs

*Die Teamleiterin findet: „Vom Tagesablauf her ist es schon alles ganz optimal. Wenn sechs Menschen zusammenziehen, gibt es immer unterschiedliche Tagesrhythmen, die aufeinander abge-stimmt werden müssen. Es ist auch ein Stück Qualität, dass man Gemeinschaft wieder lernt und ganz bewusst Kompro-misse eingeht, dass die Bewohnerinnen aufeinander zugehen und rücksichtsvoll miteinander umgehen. Zu Anfang war ich erstaunt darüber, welche Fähigkeiten zur Abstimmung vorhan-den waren. Es ist für die Frauen selber ja auch toll, dem ande-ren entgegenzukommen und ihm einen Gefallen zu tun. Diese Abstimmung findet auch größtenteils unter den Bewohnerinnen alleine statt. Wir mischen uns da nicht gleich ein. Wir gucken erst mal von weitem."* *(Quelle: Leben und Wohnen im Alter)*

## Betreute Hausgemeinschaften

Auch ältere Menschen sollen weiterhin so leben können, wie sie es ihr ganzes Leben gewohnt waren. Jeder hat das Grundbedürfnis nach selbstbestimmtem Wohnen – auch bei Hilfe- und Pflegebedarf. Eine Alternative zum herkömmlichen Pflegeheim entwickelte deshalb das Kuratorium Deutsche Altershilfe (KDA): die Betreute Hausgemeinschaft oder KDA-Hausgemeinschaft. In der Regel leben hier sechs bis zwölf Bewohner in einer Wohneinheit, die sich auf einem Grundstück oder in einem größeren Gebäude einer Heimanlage befindet. Jeder hat ein eigenes Zimmer und wird in einer familienähnlichen Gemeinschaft von Mitarbeitern des Heimes betreut. Für die KDA-Hausgemeinschaft gilt im Gegensatz zur Betreuten Wohngemeinschaft das Heimrecht. Die Idee der Hausgemeinschaft ist ein möglichst selbstständiges Leben

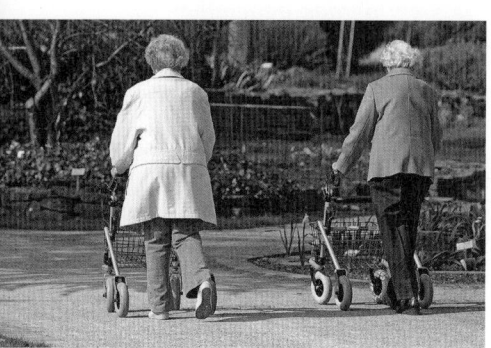

**Betreut und doch selbstständig – der verständliche Wunsch der meisten alten Menschen.**

und ein von Hauswirtschaftskräften unterstützter normaler Wohnalltag. Die Bewohner und Bewohnerinnen sollen innerhalb der stationären Betreuung soweit wie möglich privat leben. Die Tagesgestaltung richtet sich nach ihren Gewohnheiten, Wünschen und Bedürfnissen. Typische Einrichtungen und Strukturen einer zentral organisierten Versorgung – etwa Großküchen, festgelegte Essens-, Aufsteh- und Bettgehzeiten – fehlen in der Hausgemeinschaft. Stattdessen können die Bewohner innerhalb ihrer Wohngruppe kochen, essen, waschen und putzen – soweit es möglich ist. Auch bei starker Pflegebedürftigkeit wird versucht, einen nor-

malen Wohnalltag weitgehend aufrecht zu erhalten, um die Lebensqualität der Bewohner auf einem relativ hohen Niveau zu halten. Im Gegensatz zu ambulant betreuten Wohngemeinschaften haben stationäre Hausgemeinschaften in der Regel weniger Schwierigkeiten, geeignete Räume zu finden. KDA-Hausgemeinschaften werden meist eingerichtet, wenn der Träger eines Heimes einen Neubau plant oder die Modernisierung eines Bereiches bzw. einer Station eines Alten- und Pflegeheimes in Angriff nimmt. Mittlerweile gibt

**Idee der Haus-
gemeinschaften:
möglichst selbstständiges
Leben und von Hauswirt-
schaftskräften unterstützter normaler Wohnalltag.**

es in Deutschland mehr als 30 Hausgemeinschaftsprojekte, die sich in der Planungs- oder Bauphase befinden oder bereits vollendet sind. Größtenteils wurden sie vom KDA initiiert oder beraten.

### ||| TIPP

Wenn Sie sich vorstellen können, in einer Hausgemeinschaft zu leben, für den Fall, dass Sie auf Pflege angewiesen sind, informieren Sie sich bei Gemeinde, Sozialamt, Wohlfahrtsverbänden oder ambulanten Pflegediensten nach Einrichtungen mit Betreuten Hausgemeinschaften. Lassen Sie sich von den Einrichtungen, die Sie interessieren, Informationsmaterial zusenden, mit Preisliste, Pflege-konzeption, therapeutischen und Service-Angeboten. Sehen Sie sich gemeinsam mit Angehörigen alles vor Ort an. Die Wohneinheit sollte barrierefrei sein und freundlich wirken. Achten Sie bei der Auswahl auf eine gute und heimische Atmosphäre innerhalb der Wohngruppe und zwischen Bewohnern und Betreuern. Eine gute und menschlich engagierte Pflege und Betreuung erhöht die Lebensqualität. Wohnen Sie – wenn möglich – zur Probe. Die Kosten bewegen sich im Rahmen der üblichen Heimkosten. Die Pflegeheimsätze liegen im Bundes-durchschnitt bei etwa 3.000 Euro im Monat.

## Nachahmenswerte Beispiele
## für betreute Hausgemeinschaften

KDA-Hausgemeinschaft oder Wohngemeinschaft für pflegebedürftige und/oder verwirrte Menschen (Demenzkranke) sind Bezeichnungen für eine betreute Wohngruppe mit etwa acht bis zwölf Personen: entweder als integriertes Betreuungskonzept in einem Pflegeheim oder als heimverbundene Hausgemeinschaft ausgegliedert in einem normalen Wohnumfeld. Diese Hausgemeinschaften haben einen Heimstatus. Typische Merkmale einer Hausgemeinschaft nach diesem Modell sind: Aufhebung der starren Trennung von Pflege, Hauswirtschaft und sozialer Betreuung, feste Bezugspersonen, ein räumliches Konzept, das in der Regel auf eine zentrale Wohnküche hin ausgerichtet ist.

Hausgemeinschaften gelten als viel versprechende Form zukünftiger Heimstandards. Ein Beispiel für ein gelungenes Projekt ist der AWO-Seniorenpark Dießen am Ammersee, der sechs Hausgemeinschaften für pflegebedürftige und vordringlich demenzerkrankte ältere Menschen anbietet. Das Gebäude-Ensemble – drei villenähnliche Neubauten und eine sanierte Altbauvilla inmitten eines Parks – befindet sich rund um einen idyllischen Innenhof mit Kräutergarten. In den Neubauten leben 14 Pflegebedürftige in zwei Hausgemeinschaften, in drei Gruppenwohnungen werden demenzkranke alte Menschen betreut. Auch Kurzzeitpflege ist hier möglich. Jede Hausgemeinschaft wirtschaftet für sich selbst, das heißt, eine Großküche und alles, was dazugehört, sucht man vergebens. Der Gemeinschaftsbereich ist das Herz der Wohngruppen: Große Küche sowie großer

**Die betreute Hausgemeinschaft ist u. a. für pflegebedürftige Senioren geeignet.**

Wohn- und Essbereich. Darum herum liegen die Einzelzimmer, die alle mit einem Bad ausgestattet sind.

Ein anderes Beispiel ist das Altenzentrum St. Josef in Köln. Es demonstriert, dass sich selbst in einem herkömmlichen Pflegeheim betreute Hausgemeinschaften einrichten lassen. Das aus dem 19. Jahrhundert stammende Gebäude wurde Schritt für Schritt umgebaut und umgestellt. Die Grundidee war, entmündigende Heimstrukturen zu durchbrechen und in das Haus „Normalität" und mehr Wohlbefinden und damit Lebensqualität einziehen zu lassen. Die Wohnbereiche wurden um jeweils eigene große Küchen gruppiert, Rückzugswinkel wurden geschaffen, Gitterbetten gegen niedrige Betten ausgetauscht.

Eine Variante ist die Hausgemeinschaft mit Mieterstatus, welche im Rahmen einer ambulanten Versorgung betrieben wird. Zwei mutmachende Beispiele für Hausgemeinschaften innerhalb eines normalen Wohnumfeldes finden sich Nordrhein-Westfalen.

Das Projekt Brakhof besteht aus 29 Wohnungen am Rande eines Baugebietes im Bielefelder Stadtteil Brake. Der Neubau wurde 2003 fertig gestellt. Neben einer Gruppe von behinderten und älteren Menschen, die vorher in einer betreuten Pflegewohngemeinschaft in einem normalen Mehrfamilienhaus wohnten, sind auch Studenten, Singles mittleren Alters und Familien in das Wohnobjekt eingezogen. In Zusammenarbeit mit einem Architekturbüro und einer Investorengruppe aus dem Stadtteil wurde die Planung entwickelt und realisiert. Aus der Wohngemeinschaft wurde schließlich eine Siedlungsgemeinschaft, die auch auf die Umgebung ausstrahlt. Die einzelnen Wohnungen – sie wurden mit Mitteln des Landes NRW gefördert – befinden sich auf drei Ebenen und sind rund um einen Hof angeordnet. Zusätzlich zu den Wohnungen wurden im Erdgeschoss eine große Wohnküche mit Terrasse sowie ein Pflegebad und ein Büroraum eingerichtet. Über einen gesonderten Mietvertrag werden diese Räume anteilig von den Mietern finanziert, die Service- und Pflegeleistungen nutzen. Ein größerer Gemeinschaftsraum im Dachgeschoss steht allen zur Verfügung. Er wird über einen im normalen Mietvertrag vereinbarten Beitrag finanziert. Der Verein Alt und Jung e.V., der seit rund 25 Jahren ambulante Sozial- und Pflegedienste anbietet, ist ein weiterer Initiator und Entwickler des Projektes. Das Konzept des Vereins geht von einer weitestgehenden Selbstständigkeit in der Lebensführung der betreuten Personen aus und bezieht auch die Angehörigen in die alltägliche Arbeit mit ein. Vom Projekt aus werden ambulante Pflegedienste in der unmittelbaren Umgebung angeboten. Alt und Jung e.V. geht davon aus, dass die Pflege in kleinen, überschaubaren Gemeinschaften eine wesentliche Grundlage für das Wohlergehen von Menschen mit beeinträchtigten Selbsthilfefähigkeiten oder Funktionsstörungen darstellt. Die Kaltmiete beträgt 4,30 Euro/m², zusätzlich muss für den großen Gemeinschaftsraum 13 Euro im Monat gezahlt werden. Wer von Alt und Jung e.V. betreut wird, zahlt eine Gebühr in Höhe von 65 Euro monatlich.

Den Anstoß für das Projekt Münster-Nienberge lieferte im Jahr 1998 ein glücklicher Zufall. Ein 3 000 Quadratmeter großes Grundstück im Ortskern von Nienberge wurde von der katholischen Kirchengemeinde St. Sebastian, Münster-Nienberge der Caritas Betriebsführungs- und Trägergesellschaft Münster mbH (CBM) für soziale Zwecke in Erbpacht angeboten. Über die Zusammenarbeit mit dem Kuratorium Deutsche Altershilfe (KDA) wurde ein Konzept für zwei Hausgemeinschaften für hilfs- und pflegebedürftige Menschen entwickelt. 1999 wurde in einem Architekturwettbewerb ein Gebäudekonzept ausgewählt, das die Kleinräumigkeit des Projektes durch zwei zweigeschossige Wohngebäude betont, die durch einen Nachbarschaftstreff verbunden werden. Das Projekt umfasst zwei Gruppenwohnungen für sieben hilfs- und pflegebedürftige Menschen in zwei getrennten Bauteilen. Jeder Gruppenwohnung sind drei Wohneinheiten angegliedert, die barrierefrei über Aufzüge zu erreichen sind. Sie sind für Menschen, die derzeit noch nicht auf eine Betreuung angewiesen sind, jedoch die Sicherheit einer Versorgung in greifbarer Nähe haben möchten. Hinzu kommt ein Gemeinschaftsraum, der als Treffpunkt für Bewohnerinnen und Bewohner, für Angehörige und Menschen aus der Nachbarschaft und Umgebung gedacht ist. Für jede Bewohnerin und jeden Bewohner der Gruppenwohnungen steht ein privater Wohnbereich von etwa 27 Quadratmeter (einschließlich eines Duschbades) zur Verfügung. Die Privatzimmer sind winkelförmig um einen offenen Koch- und Wohnraum angeordnet. Dieser Gemeinschaftsbereich und die geschützte Terrasse bilden den Mittelpunkt für die betreute Wohngruppe.

Die Zielgruppe für eine Hausgemeinschaft ist das gesamte Spektrum älterer Menschen von der älteren Person, die nur hauswirtschaftliche Hilfe benötigt, bis hin zum alten Menschen, der einen regelmäßigen Pflegebedarf hat. Die Hausgemeinschaft soll Möglichkeiten für einen Rückzug und für Kontakte bieten. In ihr sollen Individualität, Gewohnheiten und persönliche Bedürfnisse der Bewohner berücksichtigt werden. Für die im Aufbau befindliche Gruppe ist eine Rund-um-die-Uhr-Betreuung vorgesehen. Angehörige sollen durch die Organisation von Ausflügen, Beteiligung an der Hausarbeit, Teilnahme an geselligen Veranstaltungen und an den Mahlzeiten aktiv in den Alltag integriert werden. Das Projekt liegt mitten in einer gewachsenen Ortsstruktur. Alle Läden, Dienstleistungen, Arztpraxen und die Kirche sind fußläufig erreichbar. Der Ortsteil verfügt derzeit über keine Einrichtungen der Alten- und Behindertenhilfe. Die Integration in die vorhandene bauliche und soziale Struktur wird durch den „offenen" Nachbarschaftstreff unterstützt. Angebote wie Mittagstisch, Kaffee und Kuchen sowie Vorträge und Beratungsleistungen sollen die Menschen hier zusammenführen. Für öffentlich geförderte Wohnungen wird ein Mietpreis von 5,65 Euro/m² erhoben, für frei finanzierbare Wohnungen 8,64 Euro/m².

Ein nachahmenswertes Beispiel, das wesentlich mehr Lebensqualität bietet als das klassische Alten- und Pflegeheim.

# Alten- und Pflegeheime

*Angesichts der eingeschränkten Selbstbestimmung im Heim, die zudem mit einer großen Unsicherheit über die Qualität der Pflege verbunden ist, verwundert es nicht, dass Menschen bemüht sind, eine Unterbringung im Heim so lange wie möglich hinauszuzögern.*

Die Angst, abgeschoben zu werden, spielt eine ebenso große Rolle wie die Angst davor, mit Medikamenten ruhig gestellt zu werden. Vermutlich sind viele der genannten Pflegefehler, die immer wieder einmal ans Licht kommen, auf die Organisationsstrukturen der traditionellen Heime zurückzuführen. Starker Arbeitsdruck und geringe Individualisierung der Arbeitsabläufe verhindern eine ausreichende Zuwendung zu den einzelnen Bewohnern, die im Allgemeinen zu den hochbetagten, alten Menschen gehören, also über 80 Jahre alt sind. Doch Heim ist nicht gleich Heim. Viele moderne Einrichtungen erproben mittlerweile neue Wege in der Betreuung, wie zum Beispiel die betreuten Hausgemeinschaften.

**Auch wenn sie oft noch einen schlechten Ruf haben: Altenheime bieten Hilfsbedürftigen, die nicht mehr selbstständig leben können, einen betreuten Platz zum Wohnen.**

## Heim ist nicht gleich Heim

Heime haben eine lange Geschichte. Nach der Einteilung des Kuratoriums Deutsche Altershilfe (KDA) kann die Entwicklung des Pflegeheimbaus nach dem Zweiten Weltkrieg in vier Phasen unterteilt werden:

- Die erste Heimgeneration, die bis in die 1960er-Jahre gang und gäbe war, würde man heute eher als „Verwahranstalt" bezeichnen. Architektonisch waren die Heime in der Regel durch lang gestreckte Baukörper mit einem großen Anteil an Mehrbettzimmern geprägt, in der Regel ohne Bad/WC in den einzelnen Zimmern.
- Die zweite Generation von Heimen in den 1960er- und 1970er-Jahren orientierte sich verstärkt am Leitbild des Krankenhauses. Hohe Anforderungen an die Hygiene und praktische Sanitärausstattungen wurden in den Mittelpunkt gestellt. Die Heime wirkten steril, privates Leben und Wohnlichkeit kamen zu kurz.
- Die dritte Generation von Heimen ist gekennzeichnet von einem höheren Einzimmer-Anteil, größeren Zimmern sowie von seniorengerechten, barrierefreien, ansprechend gestalteten Sanitärausstattungen.
- Zunehmend, aber noch keineswegs flächendeckend, treten inzwischen an die Stelle der Heime die Wohnkonzepte der „Vierten Generation". Sie orientieren sich am Leitbild des gemeinschaftlichen Lebens und Wohnens, bei dem Hilfe und Unterstützung bei Bedarf zur Verfügung steht. Durch ihre räumliche und pflegerische Organisation bieten diese neuen Wohnformen vor allem für demenziell erkrankte Bewohner erheblich bessere Betreuungsmöglichkeiten als in den Heimkonzepten alter Prägung. Die Vielzahl von Modellprojekten und Initiativen einzelner Heimträger, die neue Wohnformen einführen und erproben, lässt hoffen, dass sich der Trend in Richtung selbstbestimmtes Wohnen weiter fortsetzt. Diese vierte Generation des Pflegeheims unterscheidet sich grundsätzlich von den bisherigen Organisationsstrukturen der Heime. Sie zeichnet sich auf der baulichen Ebene dadurch aus, dass die

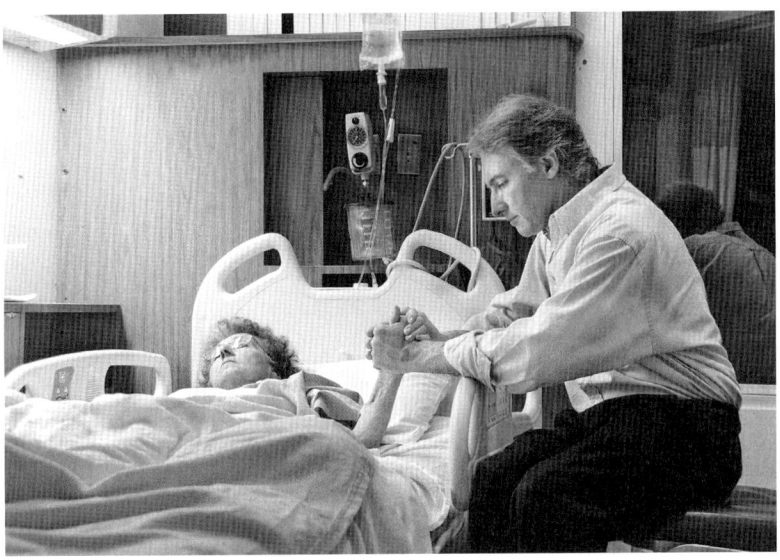

Angehörige können durch regelmäßige Besuche wesentlich dazu beitragen, dass Bewohner eines Pflegeheims sich nicht abgeschoben fühlen.

einzelnen Wohngruppen als autarke Einheiten konzipiert werden, deren Herz die große Wohnküche und der zentrale Aufenthaltsbereich sind. Mit dem neuen Konzept der stationären Hausgemeinschaften verknüpfen sich daher hohe Erwartungen. Das intensivere Zusammenleben von Betreuungspersonal und Bewohnern, verbunden mit einer stärker auf das Individuum abgestellten Betreuung und einem höheren Maß an Selbstbestimmung in der Lebensführung der Bewohner lassen hoffen, dass Pflegemängel in so konzipierten Heimen sehr viel seltener auftreten.

Das typische Altenheim bietet hilfsbedürftigen Senioren, die keinen eigenen Haushalt mehr führen können, einen betreuten Platz zum Wohnen. Altenheimbewohnern steht in der Regel ein Einzelzimmer mit Bad, aber ohne Küche zur Verfügung. Die Hilfs- und Betreuungsleistungen sind umfangreicher als beim Betreuten Wohnen und das gesamte Angebot wird pauschal abgerechnet. Seit Einführung der Pflegeversicherung wurden viele Altenheimplätze allerdings in Pflegeplätze umgewandelt. Das traditionelle Altenheim verschwindet allmählich von der Bildfläche und verliert an Bedeutung, Pflegeheime übernehmen die Aufgabe der Betreuung. Oft sind Alten- und Pflegeheime auch miteinander kombiniert.

Im Dezember 2003 lebten in Deutschland 612 000 pflegebedürftige Menschen dauerhaft in einem Pflegeheim, 78 Prozent von ihnen waren Frauen, 45 Prozent waren 85 Jahre und älter, 21 Prozent der Pflegestufe III zugeordnet (Statistisches Bundesamt 2005). Der größte Teil der Heimbewohner hat die Pflegestufe II (45 Prozent), an zweiter Stelle (33 Prozent) stehen Bewohner mit der Pflegestufe I.

**Wie alt sind Heimbewohner?**

| Alter | Anteil Heimbewohner |
|-------|---------------------|
| 65–69 | 1 % |
| 70–74 | 2 % |
| 75–79 | 4 % |
| 80–84 | 8 % |
| 85–89 | 18 % |
| Über 90 | 34 % |

*(Quelle: KDA)*

Die Wahrscheinlichkeit der Unterbringung in einem Heim steigt mit dem Alter deutlich an. Während von den 65- bis 69-Jährigen nur ein Prozent im Heim lebt, liegt der entsprechende Anteil bei den 80- bis 84-Jährigen schon bei acht Prozent, bei den 85- bis 90-Jährigen bei 18 Prozent und bei den 90 Jahre und älteren sogar bei 34 Prozent.

## ||| TIPP

Der Umzug in ein Pflegeheim kann aus vielen Gründen notwendig werden. Selbst wenn eine häusliche Pflege problemlos klappt – eine erhebliche Verschlechterung des Zustands des Pflegebedürftigen oder eine sonstige Veränderung im häuslichen Umkreis, die eine angemessene Versorgung zu Hause unmöglich macht, kann niemand ausschließen. Es ist ratsam, sich rechtzeitig und gründlich darüber zu informieren, welche Möglichkeiten die Pflegeheime vor Ort bieten, damit in einem solchen Fall eine gute Wahl getroffen werden kann. Für einen Platz in einem guten Heim kann es lange Wartezeiten geben; wer erst im Notfall und unter Zeitdruck zu suchen anfängt, läuft Gefahr, mit der erstbesten Einrichtung vorlieb nehmen zu müssen. Ob der Umzug ins Heim für Pflegebedürftige eine positive oder negative Veränderung und Perspektive bedeutet, hängt entscheidend davon ab, ob die Einrichtung eine gute und engagierte Pflege in menschlich warmer Atmosphäre bietet.

Als Gründe für einen Umzug in eine stationäre Einrichtung gelten (lt. Bundesministerium für Familie):
- Erhebliche Verschlechterung der gesundheitlichen Situation (vor allem Demenzerkrankungen),
- Zusammenbrechen der häuslichen Versorgungssituation (z. B. aufgrund des Ausfalls der Hauptpflegeperson),
- Unfähigkeit, nach einem Krankenhausaufenthalt wieder selbstständig leben zu können,
- Wunsch nach geeigneter Betreuung,
- Suche nach Sicherheit bei eingeschränkten Selbstversorgungsfähigkeiten,
- Wunsch nach besserer sozialer Einbindung,
- Wunsch, Angehörigen nicht zur Last zu fallen.

## Pflegestufen

Als pflegebedürftig gelten Versicherte, die voraussichtlich mindestens für sechs Monate in Folge in erheblichem Maße Hilfe bei den Verrichtungen des täglichen Lebens brauchen. Maßgebend dafür, welche Leistungen Pflegebedürftige erhalten, ist der Grad ihrer individuellen Hilfsbedürftigkeit. Die Pflegekasse lässt durch den Medizinischen Dienst der Krankenkassen (MDK) den Hilfebedarf feststellen und eine entsprechende Einstufung empfehlen. Der Gesetzgeber hat drei Pflegestufen festgelegt:

– Pflegestufe I = erheblich pflegebedürftige Personen, die bei Körperpflege, Ernährung oder Mobilität mindestens einmal täglich Hilfe benötigen (im Tagesschnitt mindestens 90 Minuten);

– Pflegestufe II = schwer pflegebedürftige Personen, die mindestens dreimal zu verschiedenen Tageszeiten der Hilfe bedürfen (im Tagesschnitt mindestens drei Stunden);

– Pflegestufe III = schwerstpflegebedürftige Personen, die rund um die Uhr Hilfe benötigen (im Tagesschnitt mindestens fünf Stunden).

Wenn die Kombination aus ambulanter und teilstationärer Pflege nicht mehr möglich ist, haben Pflegebedürftige Anspruch auf vollstationäre Pflege. Die Pflegeversicherung übernimmt dann die Kosten für die pflegerische Betreuung rund um die Uhr. Bei der vollstationären Pflege in einem Heim zahlt die Pflegeversicherung an den Träger:

Pflegestufe I: 1.023 Euro; Pflegestufe II: 1.279 Euro; Pflegestufe III: 1.432 Euro und in Härtefällen 1.688 Euro.

## Das „richtige" Pflegeheim finden

Pflegeheime unterstehen zum Schutz der Bewohner der staatlichen Heimaufsicht. Wichtige Bestandteile der baulichen oder personellen Ausstattung und über den Heimvertrag regelt das Heimgesetz mit den zugehörigen Verordnungen. Die Bewohner werden – je nach Pflegebedürftigkeit – in vier Pflegestufen eingeteilt. Meist leben sie in Einzel- oder Mehrbettzimmern mit Bad/WC. Die Preise für jedes Haus werden individuell zwischen Heimen, Heimaufsicht und Krankenkassen ausgehandelt. Alten- und Pflegeheime dürfen laut dem geltenden Heimgesetz die Persönlichkeitsrechte der Bewohner in keiner Form einschränken, haben aber eine besondere Fürsorgepflicht. In der Bundesrepublik gab es im Jahr 2005 9 743 Pflegeheime, die insgesamt 713 195 Plätze anboten. Von diesen Pflegeheimen ist mehr als die Hälfte in der Trägerschaft der sechs freigemeinnützigen Wohlfahrtsverbände.

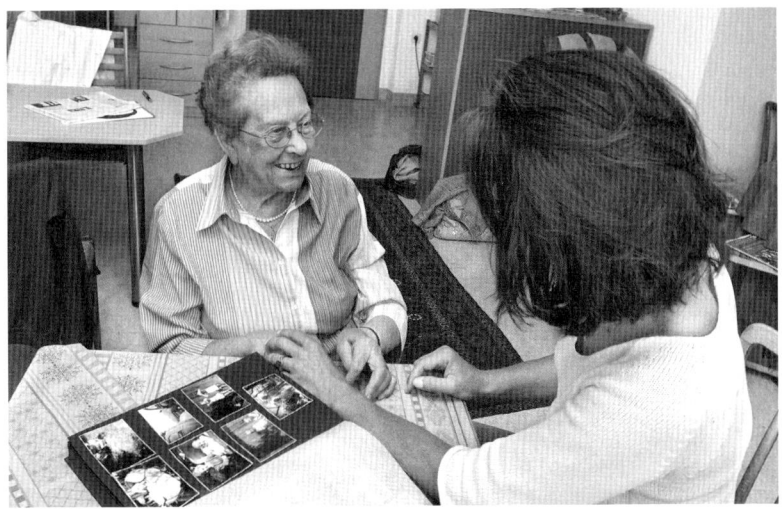

**Liebevolle Zuwendung ist wichtiger als eine exquisite Ausstattung.**

Wer sich für den Umzug in ein Pflegeheim entscheidet, weil andere Alternativen nicht greifbar sind oder aus anderen Gründen nicht in Frage kommen, sollte sich auch hier mit Hilfe der Angehörigen die Mühe machen, nach einem guten Heim, also einem menschlich geführten Heim zu suchen. Die Einrichtungen in Deutschland sind von unterschiedlicher Qualität, und immer wieder machen Meldungen über schlechte Heimführung und katastrophale Versorgung der Schwerstpflegebedürftigen in den Medien auf die akute Personalnot aufmerksam.

### Abgezockt und totgepflegt

*Der Autor Markus Breitscheidel prangerte in seinem Buch „Abgezockt und totgepflegt" die Zustände in deutschen Altenpflegeheimen an: „Ich habe über 450 Menschen gepflegt und dabei die schlimmen Folgen des Pflegestufenmodells kennen gelernt. Die Wissenschaftler, die es erdacht haben, mögen humanen Motiven gefolgt sein, aber ihre Konstruktion ist günstigstenfalls naiv zu nennen. In der Praxis hat das Modell der drei Pflegestufen verheerende Konsequenzen. Im Kern besagt es: Je pflegebedürftiger ein Mensch ist, desto mehr Zeit müssen ihm die Pflegekräfte widmen. Da die Kosten der Pflegeleistung von der aufgewendeten Zeit abhängen, heißt das im Klartext: Je schlechter der Zustand der Heimbewohner, desto mehr kann die Heimleitung für die Pflege eines Bewohners berechnen. Verbessert sich umgekehrt der Zustand eines Pflegebedürftigen, wird das Heim dafür, ökonomisch betrachtet, bestraft. Welche Konsequenzen dies in Pflegeeinrichtungen hat, die als profitorientierte Wirtschaftsunternehmen arbeiten, liegt auf der Hand: Die systematische Vernachlässigung der pflegebedürftigen Menschen, von der ich in meinem Buch berichte, lohnt sich."*

Wenn Sie sich rechtzeitig und gründlich über die Möglichkeiten informieren, welche die Pflegeheime am gewünschten Ort bieten, können Sie in Ruhe auswählen und wissen in etwa, was auf Sie zukommt. Rufen Sie bei mehreren Einrichtungen an und lassen Sie sich Informationsmaterial zusenden bzw. bitten Sie Angehörige darum. So können Sie bereits eine Vorauswahl treffen. Interessiert Sie das eine oder andere Heim, folgt der nächste Schritt: Verabreden Sie einen Gesprächs- und Besichtigungstermin und bereiten Sie – am besten gemeinsam mit Angehörigen oder einer anderen Vertrauensperson – diesen gründlich vor.

Der Umzug in ein Altenwohnheim oder in eine Pflegeeinrichtung ist ein heikles Thema, das von Senioren selbst wie von ihren Angehörigen gerne **Setzen Sie Prioritäten bei der Wahl eines Heims.**

tabuisiert wird. Wenn es aber irgendwann doch soweit ist, sollte dieser neue Lebensabschnitt nicht traumatisch beginnen. Denn es gibt schlechte und gute Pflegeheime – das ist schon bei der Besichtigung zu erkennen, wenn wichtige Kriterien im Auge behalten werden. Bedenken Sie: Das ideale Heim gibt es nicht. Setzen Sie deshalb Prioritäten. Zuallererst sind eine liebevolle Betreuung und ein angenehmes Ambiente wichtig. Stimmen die Qualität der Pflege und die Atmosphäre, fällt es leichter, Abstriche zum Beispiel beim Zimmer oder bei der Gartenanlage zu machen, die Sie sich vielleicht größer gewünscht hätten. Bei der Auswahl des für Sie passenden Heimes sollten Sie folgende Kriterien beachten:

## Checkliste: Heimauswahl

– **Standort:** Ideal wäre es natürlich, wenn die Einrichtung sich in unmittelbarer Nähe Ihres ehemaligen Wohnortes befindet. Dann können Freunde, Nachbarn und Familienangehörige schneller auf einen kleinen Besuch vorbeikommen.

- **Ausstattung:** Gefällt Ihnen das Haus? Wie sieht die Ausstattung im Innern aus? Gibt es Einzelzimmer, oder müssten Sie sich mit mehreren Personen ein Zimmer teilen? Im letzteren Fall geht Ihre Privatheit verloren. Wenn es Einzelzimmer gibt, wie groß sind diese? Haben Sie ein eigenes angeschlossenes Bad und einen Balkon, auf dem Sie sitzen können? Können Sie das Zimmer nach eigenen Wünschen möblieren? Um sich wohl zu fühlen und zurückziehen zu können, ist ein freundliches Einzelzimmer ein Muss. Eigene Möbel, Gardinen, Teppiche erleichtern das Umgewöhnen und erleichtern die Eingewöhnung. Sind die Zimmer mit Fernseher und Telefon ausgestattet, damit Sie mit der Außenwelt in Kontakt bleiben können? Beides sollte ganz oben auf Ihrer Prioritätenliste stehen. Gibt es wohnliche Aufenthaltsräume, in denen Sie mit anderen Menschen zusammensitzen können? Oder bleibt nur der sterile Flur oder der Essraum, um mit anderen Bewohnern in Kontakt zu treten? Für Ihre Auswahl ist es wichtig, dass Sie insgesamt den Eindruck haben, dass alles Nötige getan wird, um für eine wohnliche Umgebung zu sorgen. Können Sie in der Einrichtung einen Friseur aufsuchen oder gibt es eine Fachkraft für Fußpflege?
- **Atmosphäre:** Achten Sie auf Ihr Gefühl. Haben Sie den Eindruck, dass im Heim trotz Pflegebedürftigkeit und Personalnot liebevoll und offen mit den Menschen umgegangen wird? Wenn Sie sich von Anfang an unwohl und bedrückt fühlen, Sie das Gefühl haben, dass statt menschlicher Wärme „Eiseskälte" herrscht, sollte das Heim für Sie tabu sein. Auch dann, wenn Ihnen keine Intimsphäre mehr bleibt oder es keine seelsorgerische Betreuung gibt.

– **Heimträger und Betreuung:** Vielleicht gefällt Ihnen eine kleine private Einrichtung. Ein privates Haus sollte auf jeden Fall mit den Pflegekassen einen Kostenübernahmevertrag abgeschlossen haben, damit die Pflegekosten von der Pflegeversicherung bezahlt werden. Das sollten Sie vorab prüfen bzw. prüfen lassen. Von großer Bedeutung ist auch die Qualifikation der Heimleitung. Sie sollten zumindest eine pflegerische Ausbildung haben. Besitzt die Leitung nur eine kaufmännische Ausbildung, ist Vorsicht geboten. Sie könnte weniger Augenmerk auf das körperliche und seelische Wohlergehen der Bewohner richten. Checken Sie die Leitung, indem Sie kritische Fragen stellen. Antwortet sie Ihnen detailliert und entgegenkommend, können Sie davon ausgehen, dass Sie ernst genommen werden und die Qualität des Hauses stimmt. Wie viel ausgebildetes Personal gibt es? Auch hierauf sollte man achten. Denn nur bei ausreichend Fachpersonal (Altenpfleger und Altenpflegerinnen) kann die Qualität der Versorgung stimmen. Gut ist es, wenn das Heim möglichst viele examinierte Vollzeitkräfte beschäftigt. Der Gesetzgeber hat festgelegt, dass mindestens 50 Prozent der Angestellten eine abgeschlossene Ausbildung im Pflegebereich haben muss.

– **Weitere Therapieangebote und Rehabilitation:** Um die körperliche und geistige Beweglichkeit zu erhalten, sind Angebote wie Schwimmen, Gymnastik, Bewegungsübungen und vieles mehr von erheblicher Bedeutung. Wenn Sie darauf Wert legen, prüfen Sie, ob derartige therapeutische Angebote vorgesehen sind. Die Sicherstellung der Grundpflege allein ist zu wenig. Deshalb sollten Sie einen Blick darauf werfen, inwieweit das Heim bemüht ist, verloren gegangene Kräfte und Möglichkeiten seiner Bewohner wieder zu aktivieren. Können Sie sich an

Alltagsarbeiten beteiligen, z. B. in der Küche mithelfen? Fördert man Ihre Fähigkeiten? Macht eine Einrichtung keinerlei Angebote dieser Art, sollten Sie ein anderes Heim wählen.

- **Essen:** Flexible Essenszeiten sollten ebenso möglich sein wie kleine Sonderwünsche. Die Qualität des Essens sollte ebenfalls stimmen und viel frisches Obst und Gemüse beinhalten. Beim Probewohnen können Sie sehr gut feststellen, ob genügend Abwechslung besteht. Auch auf die Atmosphäre während des Essens ist zu achten. Ist der Speiseraum angenehm wohnlich, ist der Tisch nett gedeckt und das Essen appetitlich? Wenn es hier lieblos zugeht, lässt das auch auf andere Bereiche der Einrichtung schließen.

- **Haustiere:** Offeriert ein Heim die Möglichkeit, ein Haustier mitzubringen, ist das ein eindeutiger Pluspunkt.

- **Mitsprache:** Gibt es die Möglichkeit, mitzubestimmen bzw. Beschwerden auszusprechen? Existiert ein Gesprächskreis für Angehörige bzw. werden diese in die Betreuung und Pflege einbezogen? Beides spricht für eine Einrichtung und lässt darauf schließen, dass hier offen gelegt und nicht „unter den Teppich gekehrt" wird.

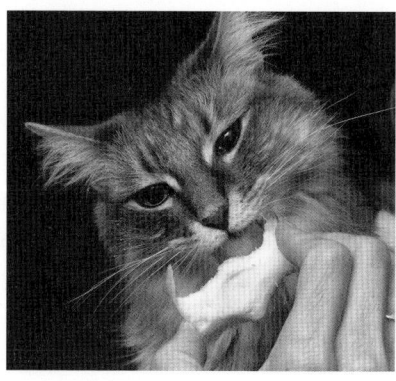

**Die Möglichkeit, ein Haustier halten zu können, spricht für die Orientierung des Heimkonzepts an den Bedürfnissen seiner Bewohner.**

– **Probewohnen:** Ist ein Probewohnen möglich? Eine gute Einrichtung offeriert diese Möglichkeit.
– **Heimvertrag:** Der Heimvertrag sowie die beiliegende Heim-
  ordnung sollte gründlich geprüft werden. Es sollten keine Fragen offen bleiben, bevor es zu einer Unterschrift kommt. Prüfen Sie genau, in welchem Umfang darin der Tagesablauf der
  Bewohner reglementiert wird (zum Beispiel Ausgangszeiten,
  Besuchsregelungen, Hausschlüssel, Tierverbot), und ob Sie mit
  solchen Einschränkungen leben wollen.

## Was kostet ein Pflegeheim?

Mit dem Heimentgelt werden alle Leistungen abgegolten, die das
Heim anbietet. Der Träger ist gesetzlich verpflichtet, diese Leistungen nach Art und Umfang im Einzelnen zu benennen. In Heim-
verträgen mit Versicherten der sozialen Pflegeversicherung, die
pflegebedürftig sind und Leistungen der stationären Pflege in Anspruch nehmen, müssen die Leistungen für allgemeine Pflegeleistungen, für Unterkunft und Verpflegung sowie für Zusatzleistungen besonders beschrieben werden und die Entgelte hierfür
detailliert angegeben werden.

Manche Heime bieten zusätzlich zu den mit dem Heimentgelt
abgegoltenen Leistungen Sonderleistungen an, die dann auch
gesondert bezahlt werden müssen. Die Art und die Kosten dieser
Sonder- oder Zusatzleistungen sind meist in einer Liste aufgeführt,
die den Bewohnern zugänglich sein muss. Erkundigen Sie sich
auch, in welcher Höhe in den letzten Jahren Preissteigerungen zu
verzeichnen waren. Stellen Sie durch Nachfrage fest, ob der Heim-
beirat bei der Veränderung des Heimentgeltes mitgewirkt hat, das
heißt, inwieweit er im Vorfeld der Kostensteigerung in die Entscheidung mit eingebunden war.

Vielfach nehmen Heime die Kostensätze, die von den Pflegekassen für die Pflegebedürftigen und/oder von der Pflegesatzkommission (Spitzenverbände der freien Wohlfahrtspflege, der Kommunen und Sozialhilfeträger) für die Empfänger von Sozialhilfe mit dem Heimträger vereinbart wurden. Sie sind gestaffelt nach dem Grad der Pflegebedürftigkeit. Im Falle von festgestellter Pflegebedürftigkeit übernimmt die Pflegekasse je nach Grad der Pflegebedürftigkeit die Kosten für Grundpflege und hauswirtschaftliche Versorgung im Rahmen der gesetzlich vorgesehenen zeitlichen und beitragsmäßigen Höchstgrenzen. Ist das Heimentgelt nicht aus eigenen Renten- oder Pensionseinkommen zu bezahlen und können auch die Kinder den fehlenden Betrag nicht übernehmen, kann über das Sozialamt ein Zuschuss (Sozialhilfe, Wohngeld) beantragt werden. Auskünfte hierüber erteilen die zuständigen Sozialämter.

## ||| TIPP

Zur Aufnahme in ein Pflegeheim muss ein schriftlicher Antrag gestellt werden, dem neben Ihren Personaldokumenten auch Unterlagen über die Pflegebedürftigkeit (z. B. ärztliche Atteste) und über Ihre finanziellen Verhältnisse beigelegt werden sollten. Es ist empfehlenswert, sich über alle notwendigen Schritte rechtzeitig bei der jeweiligen Heimverwaltung zu erkundigen. Die Höhe der Heimkosten ist von Bundesland zu Bundesland verschieden. In der Regel kostet ein Pflegeheimplatz zwischen 3.000 und 4.000 Euro pro Monat. Das hängt auch davon ab, ob es sich um eine öffentliche oder privat geführte Einrichtung handelt. In vielen Heimen setzen sich die Gebühren aus einem Grundbetrag und einem Betrag, der dem Umfang der Pflegebedürftigkeit entspricht, zusammen. Letzterer orientiert sich meist an der Höhe des Pflegeversicherungsgeldes, das Ihnen als Pflegebedürftigen je nach Pflegestufe bei einer häuslichen Pflege zustehen würde. Neben dem Pflegegeld wird das gesamte Einkommen, Pension oder Rente sowie Vermögenswerte zur Deckung der Heimkosten herangezogen. Wenn Einkommen und Vermögen des Pflegebedürftigen dafür nicht ausreichen, kommt meist die Sozialhilfe für den Restbetrag auf. Die Angehörigen werden dabei in der Regel nicht zu Zahlungen verpflichtet. Einige Sozialämter überprüfen jedoch die Vermögensverhältnisse, und bei offenen Beträgen kann die Familie dann zur Zahlung der restlichen Beträge zur Begleichung der monatlichen Kosten für das Pflegeheim herangezogen werden. An manchen Orten werden die noch offenen Heimkosten jedoch nicht von der Sozialhilfe getragen, sondern von nahen Verwandten eingefordert. Der Bundesgerichtshof (BGH) in Karlsruhe hat die Unterhaltspflicht erwachsener Kinder gegenüber ihren Eltern allerdings stark begrenzt: Kinder müssen zur Deckung der Heimkosten ihrer pflegebedürftigen Eltern nicht eigene Immobilien einsetzen und können ein angemessenes Vermögen für die eigene Altersvorsorge behalten.

Zur Abklärung ganz persönlicher Fragen und zur Lösung bereits aufgetretener oder zu erwartender Probleme steht die Heimaufsicht zur Verfügung. Die Heimaufsicht ist eine bei den Sozialämtern, den Bezirksämtern oder den Versorgungsämtern angesiedelte Behörde, die mit der staatlichen Aufsicht über alle Heime beauftragt ist. Zu ihren Aufgaben gehört unter anderem auch die Beratung und Information der Heimbewerber und Heimbewohner.

Die Heimaufsicht hat die Einhaltung der Vorschriften des Heimgesetzes zu überwachen und Missstände durch Anordnungen und Auflagen zu beseitigen. Suchen Sie das Gespräch mit der Heimaufsichtsbehörde. Bitten Sie um sachkundige Beratung.

## Ein Wandel findet statt

Die Ansprüche an ein würdevolles Altern und die Teilnahme am öffentlichen Leben sind gestiegen. Die Unterbringung in Sonderwohnformen wie Alten- und Pflegeheimen verliert an Akzeptanz, da sie trotz aller Verbesserungen als Ausgrenzung empfunden wird. Die Leitbilder im Pflegeheimbau haben sich hin zu einer „Aktivierung der pflegebedürftigen Heimbewohner" und zu einem „Leben in familienähnlicher Geborgenheit" verändert. Im Gegensatz zu früher werden heute eher kleine Alten- und Pflegeheime mitten im Stadtteil gebaut, um es den Bewohnern zu erleichtern, persönliche Kontakte nach außen aufrechtzuerhalten.

Ein Beispiel aus Wuppertal-Barmen macht Mut. Der Verein Carmen-Sylva-Haus e.V. betreibt seit 1990 als Mieter einer ehemaligen Fabrikantenvilla aus dem Jahr 1900 ein Kleinstpflegeheim mit zwölf Plätzen. Als der Eigentümer 1999 den Verkauf des Hauses beschloss, war die Weiterführung des Betriebes in Frage gestellt. Doch der Verein entwickelte ein Konzept zur Fortsetzung der Arbeit als Eigentümer des Hauses. Mit dem Kauf gingen eine umfangreiche Modernisierung und ein Umbau einher. Die Kapazität wurde auf 15 Plätze erhöht, ein Aufzug installiert und insgesamt ein rollstuhlgerechter Ausbau des Hauses vorgenommen. Die neue Verteilung der Plätze im Haus erfolgt so, dass neun Einzelzimmer und drei Doppelzimmer entstanden. Den Zimmern sind jeweils eigene Bäder zugeordnet. Die gesamte Nutzfläche des Hauses liegt bei 741 Quadratmetern. Damit stehen pro Pflegewohnplatz knapp 50 Quadratmeter zur Verfügung. Ein großer Gemeinschaftsbereich mit Küchenzeile, Essplatz, gemeinschaftlichen Wohnbereich und Wintergarten befindet sich im Erdgeschoss des Hauses. Der Garten ist von hier aus barrierefrei zu erreichen; ein Rundweg, ein Kräutergarten, begrünte Sitzecken und ein Wasserspiel sind neben Bäumen und anderer Begrünung die Grundelemente der Gestaltung. Das Haus ist eingebunden in das umliegende Quartier und hat hier eine wichtige Versorgungs-funktion. Es ist im Laufe der Jahre zum festen Bestandteil der Ver-sorgungsstruktur im Stadtteil Unterbarmen geworden.

# Anhang

## Literatur

Bundesministerium für Familie, Senioren, Frauen und Jugend (Hrsg.): Ihre Rechte als Heimbewohner, Berlin 2005. Die Broschüre kann kostenlos bestellt werden bei: BMFSFJ, 11018 Berlin; Tel.: 0 18 01/90 70 50 oder im Internet unter www.bmfsfj.de.

Bundesministerium für Familie, Senioren, Frauen und Jugend (Hrsg.): Wohnen im Alter. Strukturen und Herausforderungen für kommunales Handeln Kuratorium Deutsche Altershilfe, Berlin 2006.

Ministerium für Arbeit, Gesundheit und Soziales des Landes NRW (Hrsg.): Neue Wohnprojekte für ältere Menschen. Gemeinschaftliches Wohnen in Nordrhein-Westfalen, Düsseldorf 2005. Die Broschüre kann im Internet unter www.mags.nrw.de heruntergeladen werden.

Ministerium für Arbeit, Gesundheit und Soziales des Landes NRW (Hrsg.): Qualitätssiegel Betreutes Wohnen für ältere Menschen NRW, Düsseldorf 2004. Die Broschüre kann im Internet unter www.mags.nrw.de heruntergeladen werden.

Ministerium für Städtebau und Wohnen, Kultur und Sport des Landes NRW (Hrsg.): Wohnen im Alter. Neue Wohnmodelle in Nordrhein-Westfalen, Düsseldorf 2004. Die Broschüre kann im Internet unter www.mswks.nrw.de heruntergeladen werden.

Maja Döring, Jasmin Kalarickal, Bianca Schlegel: Alternative Wohnformen im Alter. Chance oder Problemfall? Universität Potsdam 2006.

Volker Faust: Über das Alter und das Altern. Gesellschaftspolitische und sozialpsychologische Aspekte heute, in: Psychiatrie heute, o. J.

Jürgen Wolfgang Mäuer: Wohnformen im Alter – eine Bestandsaufnahme. Universität Koblenz 2004.

Markus Breitscheidel: Abgezockt und totgepflegt. Alltag in deutschen Pflegeheimen, Berlin 2005.

D. Fuchs, J. Orth: Umzug in ein neues Leben. Alternative Wohnkonzepte für die zweite Lebenshälfte, Heidelberg 2005.

Christa Fürstenberg: Vormarsch der Alten. Wege aus der Endlife-Crisis, Wien 2005.

G. Gerngroß-Haas: Anders leben als gewohnt. Wenn verschiedene Frauen unter ein Dach ziehen, Königstein 2005.

F. J. Giessler: Planen und Bauen für das Wohnen im Alter. Ratgeber für Neubau, Umbau und Renovierung, Taunusstein 2004.

Sylvia Görnert-Stuckmann: Umzug in die dritte Lebensphase, Freiburg, o. J.

T. Klie: Alter und Pflege im Heim, Frankfurt a. M. 2000.

U. Kremer-Preiß, H. Stolarz: Neue Wohnkonzepte für das Alter – eine Bestandsanalyse, Zwischenbericht im Rahmen des Projektes „Leben und Wohnen im Alter", Köln, Band 1 Kuratorium Deutsche Altershilfe, 2003. Diese Veröffentlichung kann beim Kuratorium Deutsche Arbeitshilfe bestellt werden und steht auch als Download zur Verfügung. www.kda.de

Osterland: Nicht allein und nicht ins Heim. Alternative Alten-WG, Paderborn 2000.

Stiftung Warentest (Hrsg.): 50 und aufwärts. Das Begleitbuch für die zweite Lebenshälfte, Berlin 1999.

Stiftung Warentest, Bertelsmann-Stiftung, Kuratorium Deutsche Altershilfe (Hrsg.): Leben und Wohnen im Alter, Berlin 2006.

H. Stolarz: Wohnungsanpassung – kleine Maßnahmen mit großer Wirkung, Köln, Kuratorium Deutsche Altershilfe 1998.

H.-P. Winter: KDA Hausgemeinschaften, Projektdokumentation. BMG Modellprojekte 2001/2002. Band 9, Köln, Kuratorium Deutsche Altershilfe, 2004.

# Adressen und weiterführende Information

## Allgemein

Bundesministerium für Familie,
Senioren, Frauen und Jugend
Alexanderstraße 3
10178 Berlin
Tel.: 0 30 18/55 5-0
poststelle@bmfsfj.bund.de
www.bmfsfj.de

Kuratorium Deutsche Altershilfe (KDA)
An der Pauluskirche 3
50677 Köln
Tel.: 02 21/9 31 84 7-0
info@kda.de
www.kda.de

Bundesarbeitsgemeinschaft
der Senioren-Organisationen
BAGSO e.V.
Eifelstraße 9
53119 Bonn
Tel.: 02 28/2 49 99 3-0
kontakt@bagso.de
www.bagso.de

Bundesarbeitsgemeinschaft
Seniorenbüros e.V. (BaS)
Graurheindorfer Straße 79
53111 Bonn
Tel.: 02 28/61 40 74
bas@seniorenbueros.org
www.seniorenbueros.org

Bundesnetzwerk Bürgerschaftliches
Engagement (BBE)
Bundesgeschäftsstelle
Michaelkirchstraße 17–18
10179 Berlin
Tel.: 0 30/62 98 01 10
info@b-b-e.de
www.freiwillig.de

Wohnberatung
Bundesarbeitsgemeinschaft
Wohnungsanpassung e.V.
c/o Koordinierungsstelle
rund ums Alter
Mühlenstraße 48
13187 Berlin
Tel.: 0 30/47 53 17 19
info@wohnungsanpassung.de
www.wohnungsanpassung.de

Arbeitsgemeinschaft
Wohnberatung e.V. (AGW)
Adenauerallee 113
53113 Bonn
Tel.: 02 28/26 40 11
info@agw.de
www.agw.de

Fachstelle Wohnberatung in Bayern
c/o Beratungsstelle Wohnen
Korbinianplatz 5a
80807 München
Tel.: 0 89/3 57 04 3-0
info@wohnberatung-bayern.de

Landesarbeitsgemeinschaft
Wohnberatung NRW
c/o Verein für Gemeinwesen-
und Sozialarbeit Kreuzviertel e.V.
44139 Dortmund
Tel.: 02 31/12 46 76
kontakt@kreuzviertel-verein.de
www.wohnberatungsstellen.de

Niedersächsische Fachstelle
für Wohnberatung
Scharnikaustraße 8
30625 Hannover
Tel.: 05 11/88 28 95
info@fachstelle-wohnberatung.de
www.fachstelle-wohnberatung.de

Wohnen für Hilfe
Projektbüro „Wohnen für Hilfe"
Frangenheimstraße 4
50931 Köln
Tel.: 02 21/4 70 79 33
www.wfh-koeln.de

Seniorentreff Neuhausen e.V.
Leonrodstraße 14 B
80634 München
Tel.: 0 89/16 80 60
gf@seniorentreff-neuhausen.de
www.seniorentreff-neuhausen.de

Überregionale Infos unter:
www.homeshare.de

## Wohnprojekte

Forum Gemeinschaftliches
Wohnen e.V. (FGW)
Bundesvereinigung
Brehmstraße 1a
30173 Hannover
Tel.: 05 11/4 75 32-53, -73
info@fgwa.de
www.fgwa.de

Neues Wohnen im Alter e.V.
Regionalbüro Rheinland
Marienplatz 6
50676 Köln
Tel.: 02 21/21 50 86
www.nwia.de

WohnBund-Beratung NRW GmbH
Regionalbüro Westfalen
Herner Straße 299
44809 Bochum
Tel.: 02 34/90 44 00
kontakt@wbb-nrw.de
www.wohnbund-beratung-nrw.de

Stattbau Hamburg
Neuer Kamp 25
20359 Hamburg
Tel.: 0 40/4 32 94 2-0
post@stattbau-hamburg.de
www.stattbau-hamburg.de

## Betreutes Wohnen

Geschäftstelle Qualitätssiegel
Betreutes Wohnen
Baden-Württemberg
Lindenspürstraße 39
70176 Stuttgart
Tel.: 07 11/6 37 5-0
info@kvjs.de
www.kvjs.de

Verein für Selbstbestimmtes
Wohnen im Alter (SWA) e.V.
c/o Anette Schwarzenau
Grunewaldstraße 56
10825 Berlin
Tel.: 0 30/85 40 77 18
verein@swa-berlin.de
www.swa-berlin.de

ambet e.V.
Triftweg 73
38118 Braunschweig
Tel.: 05 31/25 65 70
info@ambet.de
www.ambet.de

Lebensbaum Soziale Hilfen e.V.
Steinhagen
Bielefelder Straße 36
33803 Steinhagen
Tel.: 0 52 04/89 05 60
lebensb@aol.com
www.lebensbaum-werther.de

Dachverband der Beginen e.V.
Haus der Demokratie
Greifswalder Straße 4
10405 Berlin
beginen.dachverband@web.de
www.dachverband-der-beginen.de

Baugenossenschaft
Freie Scholle e. G.
Jöllenbecker Straße 123
33613 Bielefeld
Tel.: 05 21/9 88 8-0
baugenossenschaft@freie-scholle.de
www.freie-scholle.de

Miteinander Wohnen e.V.
Volkradstraße 8
10319 Berlin
Tel.: 0 30/5 12 40 68
kontakt@miteinanderwohnen.de
www.miteinanderwohnen.de

Ambulantes Hilfezentrum
Ingbert Ochs GmbH
Rheinstraße 4 b
55430 Oberwesel
Tel.: 0 67 44/9 40 09
www.ahz-ochs.de

Arbeiterwohlfahrt AWO
Bundesverband e.V.
Marie-Juchacz-Haus
Oppelner Straße 130
53119 Bonn
Tel.: 02 28/6 68 50
info@awo.org
www.awo.org

Deutscher Paritätischer
Wohlfahrtsverband
Oranienburger Straße 13–14
10178 Berlin
Tel.: 0 30/24 63 60
info@paritaet.org
www.paritaet.org

Deutsches Rotes Kreuz
Carstennstraße 58
12205 Berlin
Tel.: 0 30/85 40 40
drk@drk.de
www.drk.de

Deutscher Caritasverband
Karlstraße 40
79104 Freiburg
Tel.: 07 61/20 04 18
info@caritas.de
www.caritas.de

Diakonisches Werk
der Evangelischen Kirche
in Deutschland e.V.
Stafflenbergstraße 76
70184 Stuttgart
Tel.: 07 11/2 15 9-0
diakonie@diakonie.de
www.diakonie.de

# Register